Zt. Simon Haug

Azubigerechte Modellation

Verlag Neuer Merkur GmbH

Die Deutsche Bibliothek – CIP-Einheitsaufnahme
Ein Titeldatensatz für diese Publikation ist bei der Deutschen Bibliothek erhältlich.

Verlagsort: Postfach 12 53, D-82141 Planegg

dl-Technik-Edition
Simon Haug, Azubigerechte Modellation – 2. Auflage, ISBN 3-937346-13-9

Redaktion: Katrin Heinze
Titelgestaltung und Layout: Ute Buchholz-Gall

Druck: CPI – Clausen & Bosse, Leck

Jeder junge Mensch in unserer Gesellschaft steht vor dem Rohbau seines Lebens und ist mit der Frage beschäftigt, wo es denn hingehen soll. Freilich hat jeder seine Wünsche und Träume; Ziele, die man gerne erreichen möchte und für die man seine ganze Kraft aufbringen würde. Man träumt von finanzieller Unabhängigkeit, einer glücklichen Familie, guten sozialen Kontakten und einer Arbeit, die einem Spaß macht, einen erfüllt.

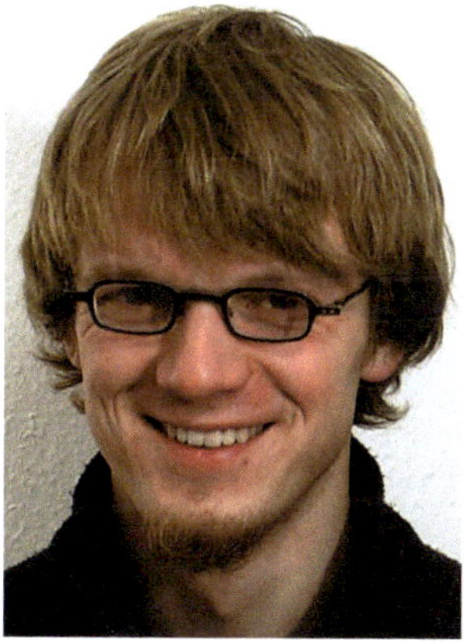

Doch spätestens bei letzterem Punkt werden wir auf den harten Boden der Realität zurückgeholt und müssen erkennen, dass in einer Welt, in der ein Arbeitsplatz immer mehr zum Luxus wird, nur noch wenig Platz für die Erfüllung allzu hoch gesteckter Ziele ist. Man muss froh sein, wenn man irgendwo unterkommt.

Also sitzen in vielen Ausbildungsstätten unseres Landes junge Leute, die einen Beruf erlernen, der nicht ihr Wunsch, sondern zweite, dritte oder vierte Wahl war. Zu Beginn der Lehre geht es noch. Man lernt neue Menschen kennen, beschäftigt sich mit etwas Neuem, ist in einer anderen Umgebung. Doch der anfängliche Enthusiasmus, wenn man es überhaupt so nennen darf, verfliegt schnell und weicht in vielen Fällen der Frustration. Es wird erkannt, dass der Beruf nichts für einen ist, dass man sich schwer tut, hinterher hechelt, vielleicht einfach keine Begabung hat, doch – und das ist das Schlimmste – man traut sich nicht aus den eingangs genannten Gründen abzuspringen und etwas anderes zu versuchen, weil man ja sehen muss, wo man sein Geld herbekommt. Nun ist guter Rat teuer.

Hier ist der Zeitpunkt, an dem das vorliegende Buch zu greifen anfängt. Simon Haug gibt eine Hilfestellung, aus diesem Problemfeld herauszukommen und das nicht nur im Bereich der Zahntechnik. Sein Konzept ist auf jeden anderen Beruf übertragbar.

Es geht um eine Änderung des Blickwinkels. Haug lässt die Dinge in einem anderen Licht erscheinen, beschreibt das Abenteuer, eine Aufgabe zu lösen, sich Herausforderungen zu stellen. Ich muss nicht die Arbeit meiner Träume tun um glücklich zu sein, da ich aus dem was ich tue, das, was mich zufrieden macht, herausziehen kann. Haug zeigt das Künstlerische, das Schöne, das Kreative an Aufgaben, die einem der Beruf stellt. Der Antrieb, seine Sache gut zu machen, muss nicht unbedingt Leidenschaft oder gar Liebe sein. Dieser kann auch lediglich aus dem Respekt vor der Sache selbst kommen. Dieses Buch hilft uns zu verstehen, dass es nicht nur auf den Beruf ankommt, den man ausübt, sondern darauf, wie man ihn ausübt. Selten wird jemand in den Genuss kommen zu tun, was er sich erträumt hat und was ihn glücklich macht. Es geht vielmehr darum, das aus dem herauszuholen, was einen glücklich macht.

Andreas Hauber

Wer sich entschieden hat, eine Ausbildung zum Zahntechniker zu absolvieren, wird schon bald merken, dass das mit den „Dritten" gar nicht so leicht ist, wie es vielleicht auf den ersten Blick aussah.

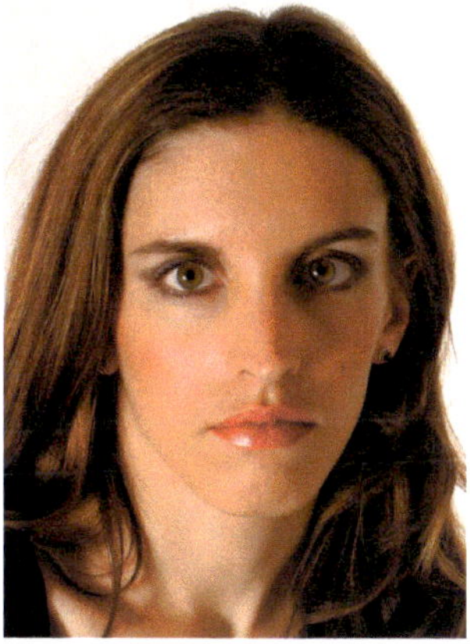

Das A und O bei allen Arbeiten ist das Beherrschen der Zahnformen. Das heißt, man muss genau wissen, woran die einzelnen Zähne zu unterscheiden sind, wo sich Höcker und Leisten befinden, wie die Fissuren verlaufen oder wo andere charakteristische Merkmale beachtet werden müssen. Der junge Zahntechniker Simon Haug erklärt in seinem Buch, wie man sich als Azubi diese grundlegenden Fachkenntnisse möglichst einfach einprägen kann und auf welche Details besonders geachtet werden muss.

Im ersten Kapitel widmet er sich den Zahnformen, dem Verlauf der Zahnreihen im Ober- und Unterkiefer und zeigt auch seine eigenen ersten Modellierversuche.

Aber ohne Wachs keine Modellationen. Im zweiten Kapitel setzt sich der Autor mit den verschieden Wachssorten auseinander, die man als Zahntechniker täglich verwendet. Er gibt Tipps, welches Wachs man wofür verwendet oder wie man die Erstarrungskontraktion möglichst gering halten kann.

Das Modellieren nach Checkliste ist auch eine gute Idee. So kann man leicht überprüfen, ob man alles richtig gemacht hat und prägt sich gerade als Berufsanfänger die wichtigen Merkmale der Zahnformen schneller ein. Von der äußeren Form der Zähne geht es dann ins Detail – der Verlauf der Fissuren und die Höckergestaltung bei den Seitenzähnen.

Im letzten Kapitel geht es dann an das Modellieren der Frontzähne – eine wichtige Vorübung für die zukünftigen Keramikverblendungen.

Rundum ist dieses Buch also eine Anleitung für den Zahntechniker-Nachwuchs, unterhaltsam und verständlich geschrieben. So kommt bald Spaß am Modellieren auf!

Zt. Katrin Heinze

Redaktion „das dental-labor"

Inhalt

Zahnformen begreifen

Die Voraussetzung für das Gelingen zahntechnischer Restaurationen ist das Wissen über die Merkmale der verschiedenen Zähne. Gerade Lehrlinge müssen daher von Anfang an lernen, welche Kriterien zu beachten sind und wie man Zähne nach dem Vorbild der Natur modelliert. Nur so kann Zahnersatz auch „funktionieren". Simon Haug erklärt im ersten Kapitel, worauf beim Modellieren zu achten ist und zeigt auch, wie leicht uns unser Auge täuschen kann.

Am Anfang meiner Zahntechnikerausbildung waren meine Mitstreiter und ich hochmotiviert. Einigen merkte man sogar eine „So-schwer-kann-das-doch-nicht-sein"-Stimmung an. Jedoch hat es sich dann relativ schnell herumgesprochen, dass es sich nicht um einen unbeschwerten Teilzeitjob, sondern um eine zeitaufwändige, knochenharte Ausbildung handelt, die einem alles abverlangt (Abb. 1). Wir landeten also alle wieder auf dem Boden der Tatsachen. Soweit meine Erfahrung aus dem Blockunterricht der Berufsschule.

Die Zahnformen zu begreifen und sie durch eine naturgetreue Aufwachstechnik umzusetzen, bleibt unumstritten die Basis unseres Berufs. Doch bereits nach den ersten Stunden, in denen man in den Fissuren kniete, fragen sich die meisten Azubis, wie jemals aus dieser aufgedunsenen Himbeere eine halbwegs ordentliche Krone

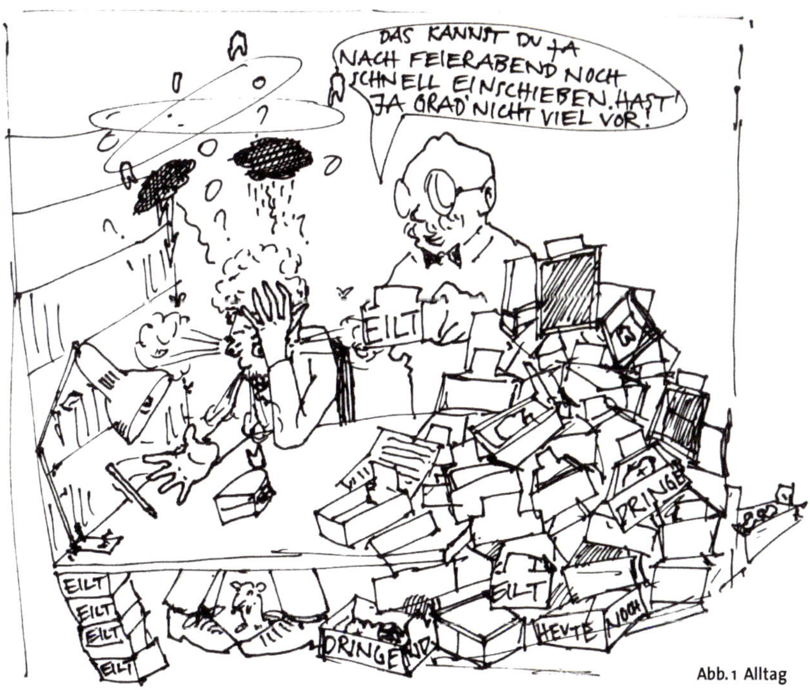
DAS KANNST DU JA NACH FEIERABEND NOCH SCHNELL EINSCHIEBEN. HAST JA GRAD' NICHT VIEL VOR!
EILT
HEUTE NOCH

Abb. 1 Alltag

werden soll. Meist folgen zähe Wochen und Monate des Modellierens, zwei Schritte vor und einen zurück (Abb. 2 und 3).

Fast jeder Anfänger fühlt sich von den bekannten Lehrbüchern völlig überfordert. Die Inhalte sind schwer verständlich. Lehrbücher mit ganzheitlichen Ansätzen, in denen die Zähne nacheinander besprochen werden, teilweise noch mit Maßangaben in Millimetern, führten bei mir mehr zu Verwirrung als zu Klarheit und halfen mir in der Praxis lediglich als Nachschlagewerk. Zudem wird ein bestimmtes Vorwissen erwartet, das meist noch nicht vorhanden ist. Es geht dabei um grundsätzliches Verständnis der Materialeigenschaften und eine ganzheitliche Wahrnehmung der Zähne.

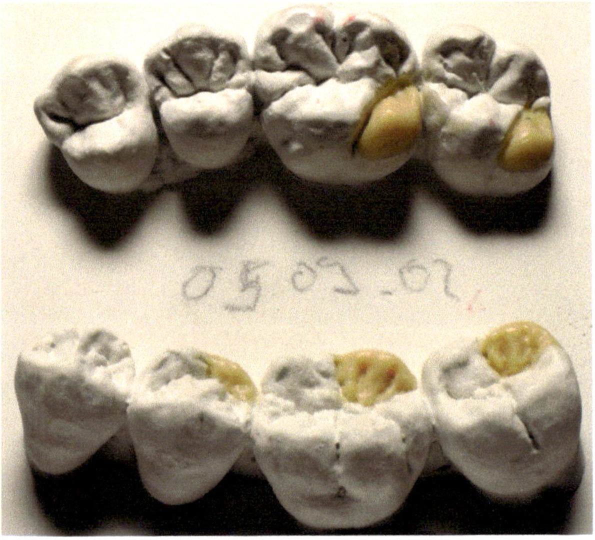

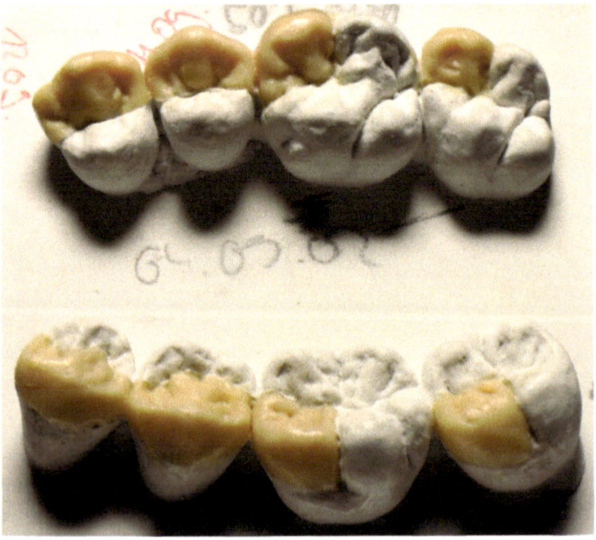

Abb. 2 und 3
Meine ersten Modellierversuche

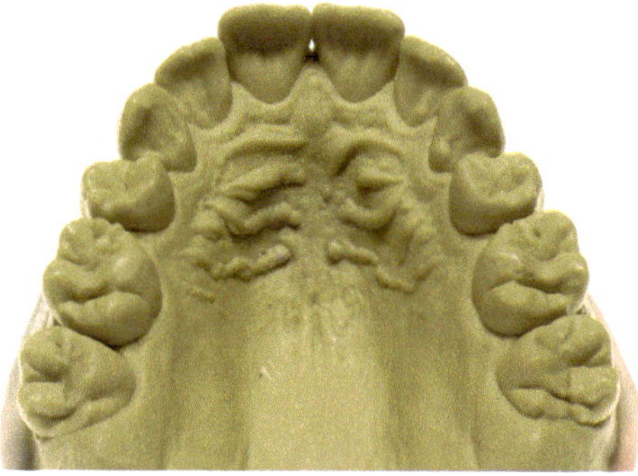

Abb. 4
Schaumodell
Oberkiefer

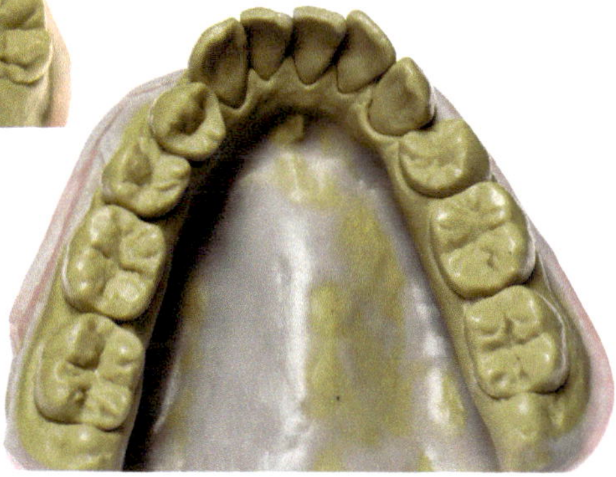

Abb. 5
Schaumodell
Unterkiefer

Die verwendeten Modelle (Abb. 4 und 5) stammen von einer jungen Frau. Diese Modelle bieten sowohl klassische Merkmale, an denen die Zahnformen gut zu erkennen sind, als auch Anomalien und Fehlstellungen, wie sie bei den meisten Patienten zu finden sind. Im Oberkiefer fehlen im ersten und zweiten Quadranten je der 4er. Im Unterkiefer fehlen im dritten Quadranten ebenfalls der 4er und im vierten Quadrant ein Schneidezahn. Das Erstaunliche: Trotzdem ist die Medianlinie durch den Inzisalpunkt (Abb. 6) nur minimal versetzt. Auch der fehlende Frontzahn im UK führt nicht zu einem störenden Defekt.

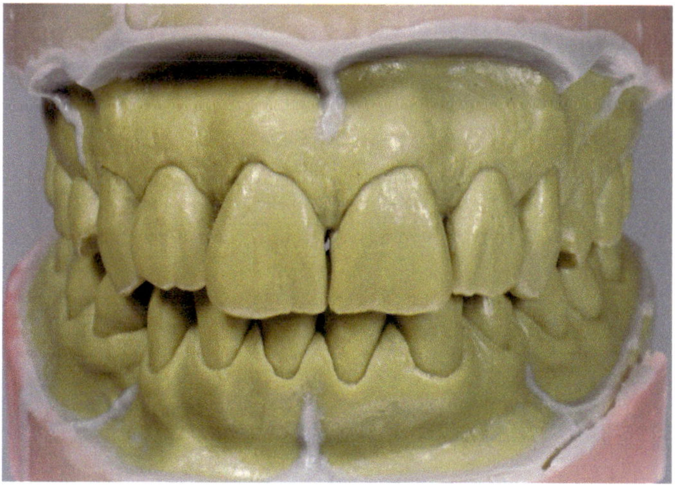

Abb. 6
Schaumodelle
in Okklusion

Zahnformen erkennen

„Schau dir natürliche Zähne an, dann weißt du, wie Kronen aussehen müssen!" Wer hat diesen Satz nicht schon einmal gehört? (Abb. 7 bis 10) Die Idee ist gut, nur verbessert sich das Formgefühl nicht durch stundenlanges Anstarren irgendwelcher Zähne. Wesentlich sinnvoller wäre es, Zähne unter definierten Gesichtspunkten zu betrachten und sie auf bestimmte Merkmale hin zu analysieren.

Ein Beispiel (Abb. 11): Bei diesem Bild handelt es sich um ein so genanntes „Kippbild". Das bedeutet, je nach Betrachtung kann man zwei unterschiedliche Objekte erkennen. Was sieht man auf dem Bild? Zumindest eine Frau sollte jeder auf dem Bild sehen. Die Lösung: Je nach Betrachtung erkennt man eine junge oder eine alte Frau. Die Nase der alten Frau entspricht dabei dem Gesicht der jungen Frau. Das Halsband der jungen Frau ist der Mund der alten Frau.

Dieses Beispiel lässt sich auf unsere Materie übertragen. Grundsätzlich möchte ich damit ver-

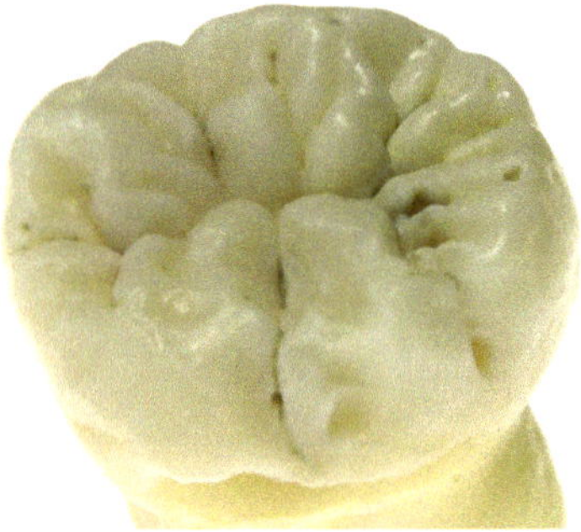

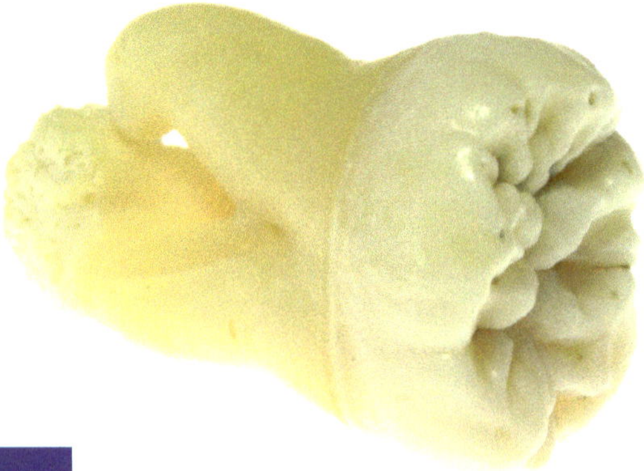

Abb. 7 bis 10
Natürliche Zähne

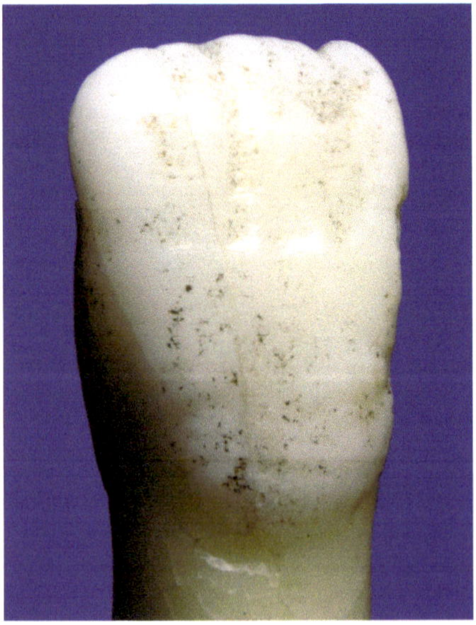

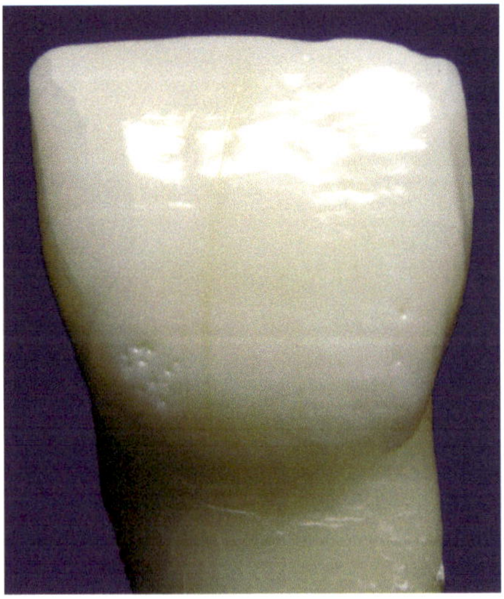

anschaulichen, dass man nur dann ein Merkmal oder eine Zahnform wahrnimmt, wenn man das notwendige Vorwissen hat. Dieses Vorwissen muss man sich aneignen. Ich habe dazu exemplarisch zwei Merkmale ausgesucht, die anhand der Schaumodelle und eines Schädels gezeigt werden:

Sagittale Kompensationskurve (Spee'sche Kurve)
Betrachtet man die Zahnreihe im Oberkiefer (Abb. 12 und 13) von der Seite (vestibulär) und verbindet die Höckerspitzen, so ergibt sich ein Bogen von vorne (mesial) nach hinten (distal) ansteigend, die sagittale Kompensationskurve.

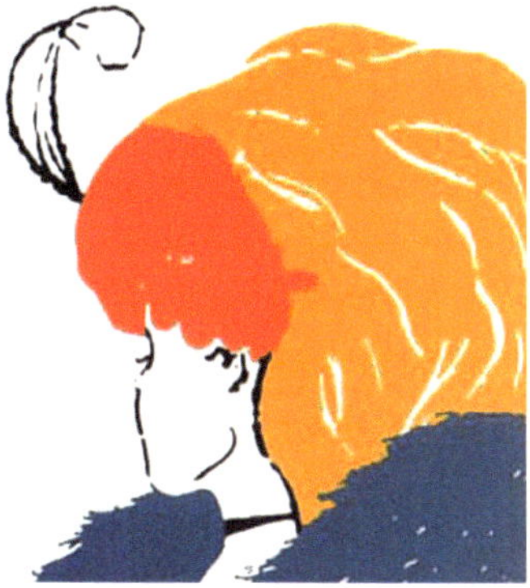

Abb. 11 Eine optische Täuschung

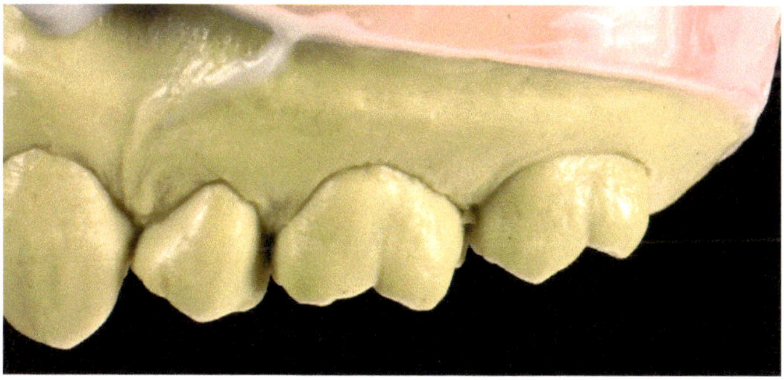

Abb. 12 Spee'sche Kurve am Schaumodell

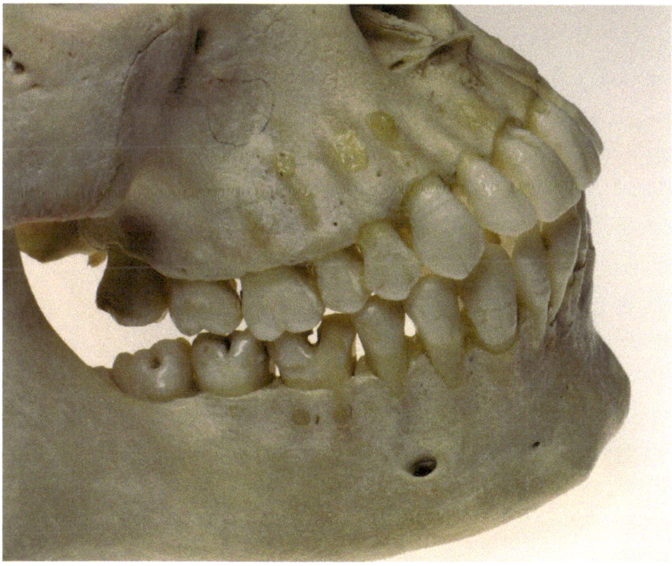

Abb. 13 Spee'sche Kurve am Schädel

Transversale Kompensationskurve (Wilson-Kurve)

Betrachtet man die Seitenzähne im Unterkiefer (Abb. 14 und 15) von hinten (dorsal), dann fällt auf, dass sich die Zahnwurzeln im UK nach außen (vestibulär) neigen. Die transversale Kompensationskurve ergibt sich aus der Verbindung der Höckerspitzen der gegenüberliegenden Zähne.

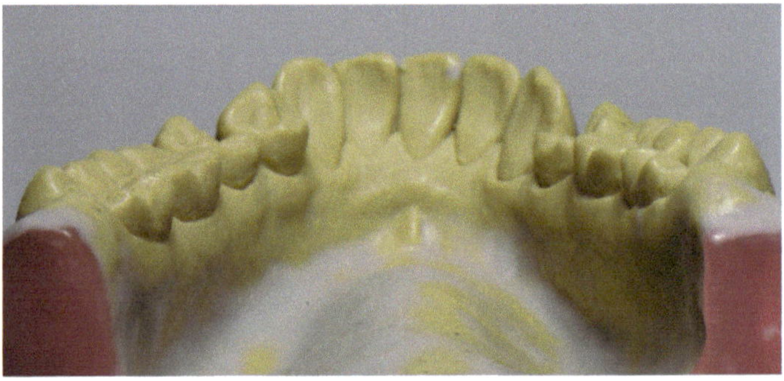

Abb. 14
Wilson-Kurve am Schaumodell

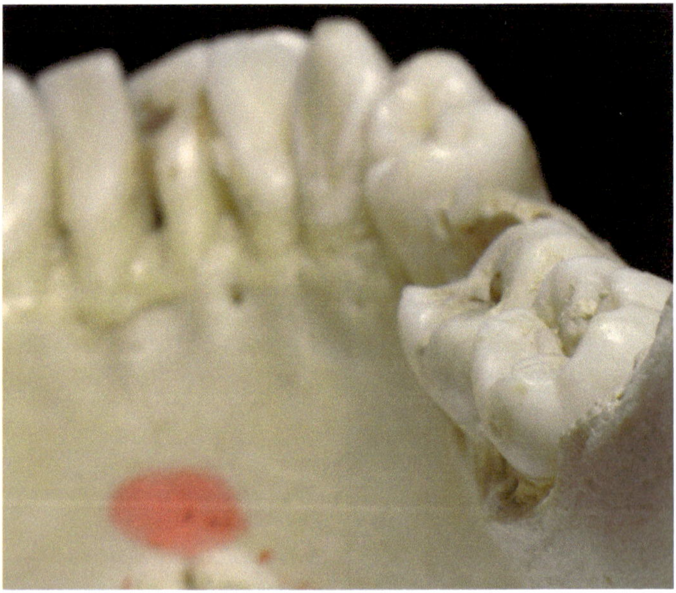

Abb. 15
Wilson-Kurve am Schädel

Christensen'sches Phänomen

Die Wichtigkeit der sagittalen und transversalen Kurven wird durch das Christensen'sche Phänomen in Abbildung 16 dargestellt. Der Unterkiefer wurde mit einem Bisswall ausgestattet (Abb. 16). Die Vorschubbewegung wird durch die Frontzahnführung und auch durch den Winkel, der Kondylenbahn bestimmt, auf der der Gelenkkopf die Gelenkgrube verlässt. Je steiler der Winkel, um so mehr klaffen die Bisswälle im hinteren Seitenzahnbereich auseinander (Abb. 17). Nur mit Einhaltung der Wilson- und Spee-Kurve ist die Funktion der Kieferbewegungen der dritten Zähne gewährleistet. Diesen Zusammenhang sollte jeder beachten, wenn er das Wachsobjekt in den Restzahnbestand einpasst.

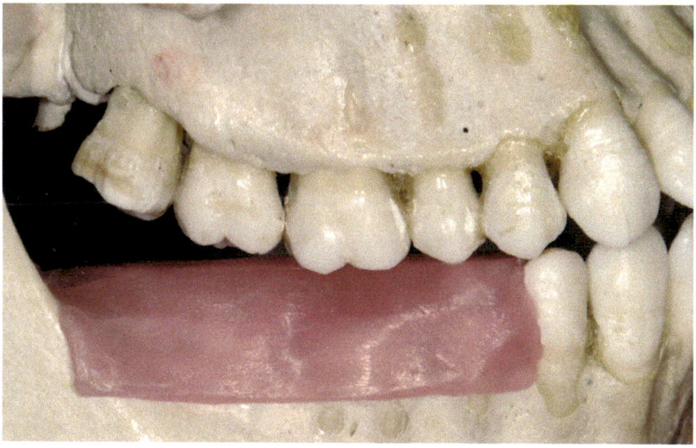

Abb. 16
Christensen'sches Phänomen

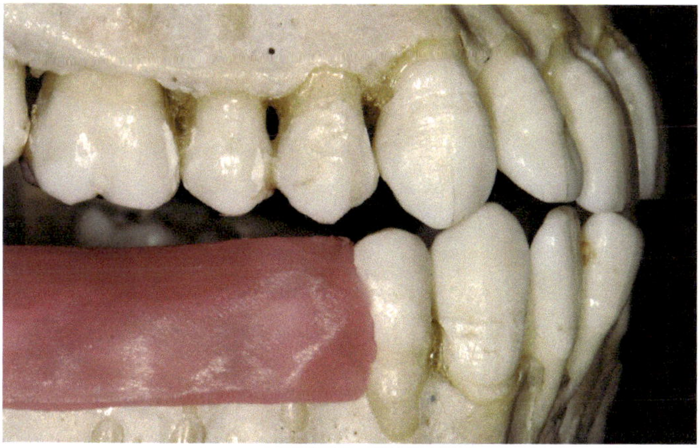

Abb. 17
Unterkiefer des Schädels in Vorschubbewegung

Optische Täuschungen

Wer Zahnformen erlernt, hat damit leider noch keine Garantie, sie beim Modellieren erfolgreich umzusetzen. Der Grund dafür sind optische Täuschungen, vor denen unsere Augen nicht gefeit sind. Man kann den eigenen Augen nicht blind vertrauen (Abb. 18): Auch wenn unsere Augen gekrümmte Linien wahrnehmen, sind sie faktisch doch parallel.

Übertragen auf die tägliche Arbeit, dem naturgetreuen Aufwachsen, bedeutet dies Folgendes: Die Modellation wie in Abbildung 19 dargestellt, wirkt wie ein akzeptables Wax-up. Das gleiche Wax-up von okklusal betrachtet (Abb. 20) zeigt, dass die Modellation viel zu dick ist. Die Folge: Der harmonische labiale Bogen ist unterbrochen. Der Patient wäre mit seiner neuen Krone reif für die Kieferorthopädie.

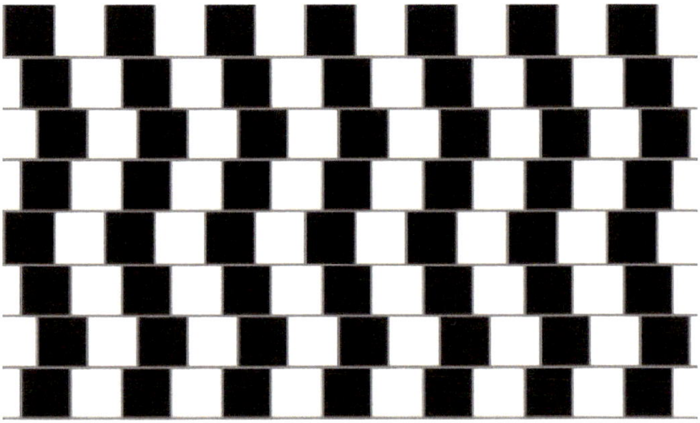

Abb. 18
Die horizontalen Linien sind tatsächlich parallel!

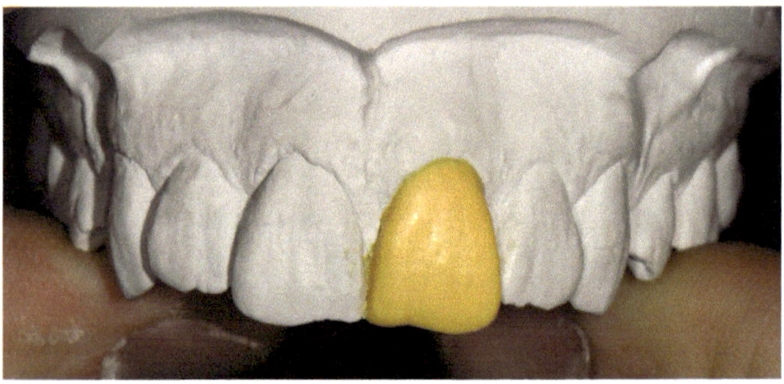

Abb. 19
Wax-up von frontal betrachtet

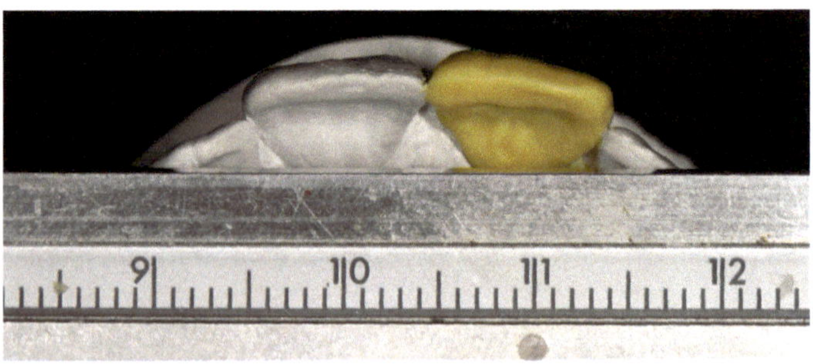

Abb. 20
Wax-up von okklusal betrachtet

Wer die Wahrnehmungsgrenzen der Augen kennt, kann lernen, sie bei der täglichen Arbeit in den Griff zu bekommen. Entscheidend dabei ist es, das Objekt aus verschiedenen Blickwinkeln zu betrachten. Tipp: Nehmen Sie das zu modellierende Objekt als dreidimensionalen Körper wahr, wechseln Sie Lichteinfluss und Betrachtungswinkel so häufig wie möglich. Sich an Fixpunkten mittels Stechzirkel und Schieblehre zu orientieren, ist sehr hilfreich (Abb. 21 und 22).
Die Zähne sind im Grunde genommen eine Ansammlung von Erhebungen. Leisten und Wülste geben dem Zahn seine Form und Breite. Man orientiert sich dabei am gleichnamigen Zahn im gegenüberliegenden Quadrant.

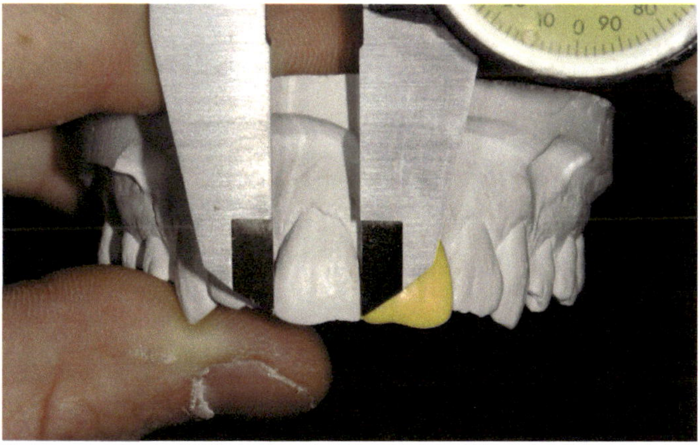

Abb. 21 Messen der Zahnbreite ...

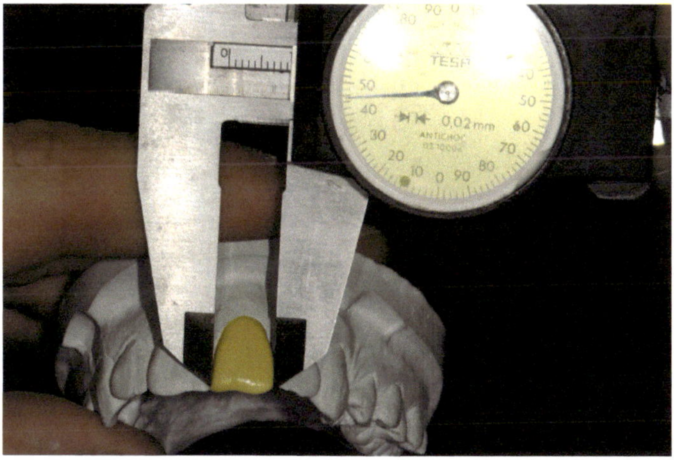

Abb. 22 ... und Vergleich mit der Modellation

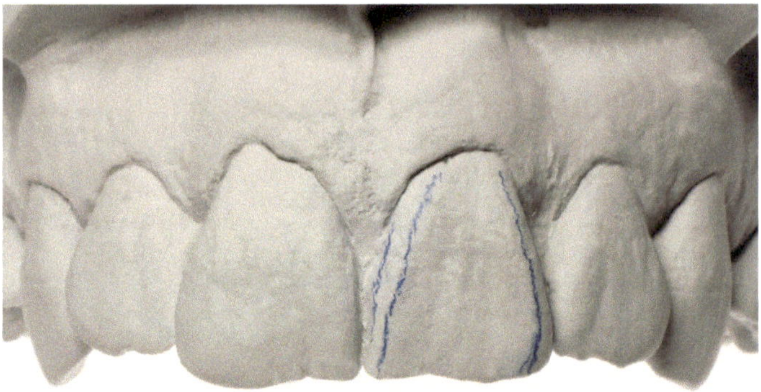

Abb. 23
Anzeichnen der Leiste an Zahn 21

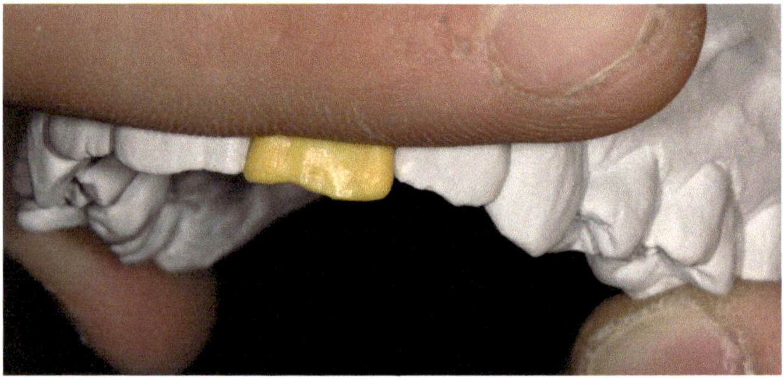

Abb. 24 und 25
Verdeutlichen der Inzisalkante

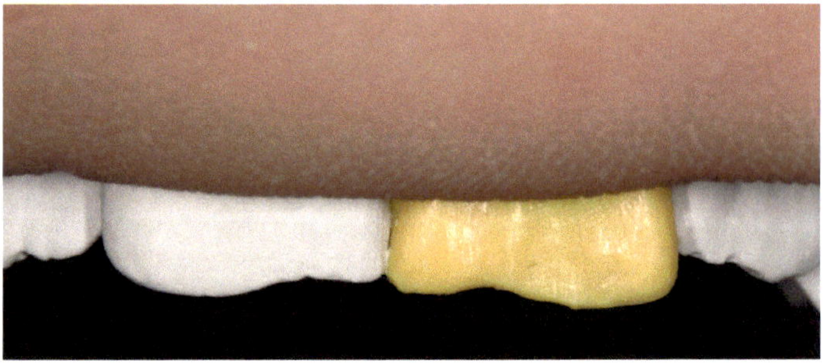

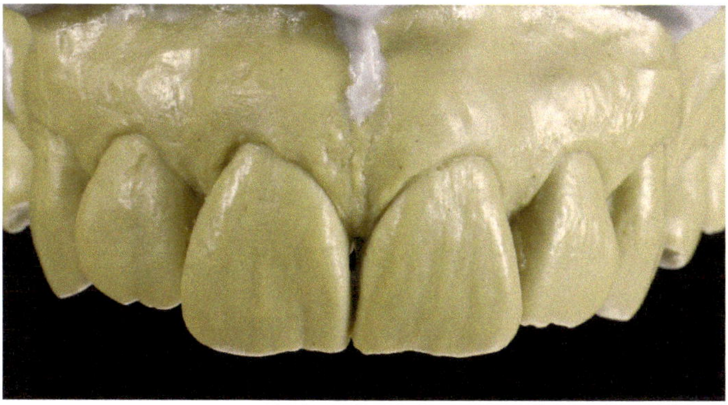

Abb. 26
Natürliche Situation

TIPP: Damit das Wachsobjekt weder zu schmal noch zu breit wird, zeichnet man die Leistenverläufe am natürlichen Zahn an. Das gibt zusätzliche Anhaltspunkte und der Zahn wirkt plastischer (Abb. 23). Um den Verlauf der aufgewachsten Inzisalkante genau zu beurteilen, kann man einfach den restlichen Zahnkörper mit dem Finger verdecken (Abb. 24 und 25). Dabei fällt in diesem Fall auf, dass die distale Inzisalkante von 21 nicht mit der distalen Kante von 11 übereinstimmt, was jedoch in Abbildung 19 weniger deutlich war. Die Abbildung 26 zeigt nochmals den Originalzahn, also die angestrebte Form der Krone.

Modellieren

Besonders zu Beginn der Zahntechnikerlehre sollte der Eins-zu-eins-Modellation sehr viel Zeit gewidmet werden. Was bringt das Kopieren der Zähne? Ein Beispiel: Die Benotung eines Gemäldes ist meist subjektiv, doch die Mathematik folgt immer den Regeln. Denn zwei plus zwei wird immer vier bleiben, heute wie morgen. Genauso die Eins-zu-eins-Aufwachstechnik: Entweder entspricht der aufgewachste Zahn dem Original oder nicht. Als praxisrelevante Übung hängt die Bewertung der Modellation nicht vom Geschmack des einzelnen Technikers oder Ausbilders ab, sondern einzig und allein vom Original. Vielen Mitschülern und mir wurde dabei klar, wie anspruchsvoll Modellieren eigentlich ist. Um sich bei dieser anstrengenden Detailarbeit nicht zu überfordern und der drohenden Frustration vorzubeugen, lohnt es sich, in Schritten vorzugehen. Die Segmentmodellation bietet hierfür mehrere Vorteile: Erstens muss man sich auf wesentlich weniger Gesichtspunkte konzentrieren und zweitens gibt der nicht zu modellierende Zahnteil mehr Anhaltspunkte, wie das aufzubauende Segment aussehen sollte (Abb. 27).

Durch die Farbe des Wachses wirken die Übergänge zwischen Wachs und Restzahn sehr stark. Ein einfacher Test zeigt, wie gut die Modellation wirklich ist. Einfach einen Silikonwall (Abb. 28) herstellen und mit dem gleichen Gips nochmals ausgießen (Abb. 29).

Abb. 27 Aufgewachstes Segment in Zahn 16

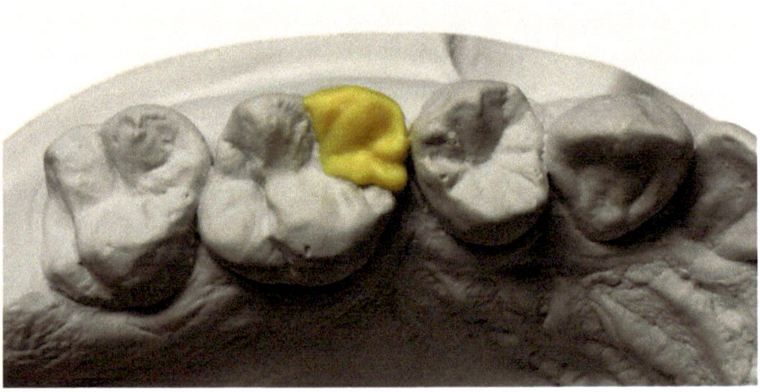

Abb. 28 Silikonwall

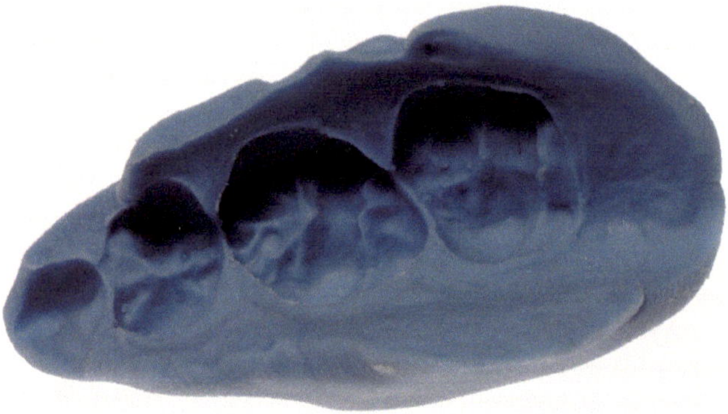

Abb. 29 Kontrollmodell

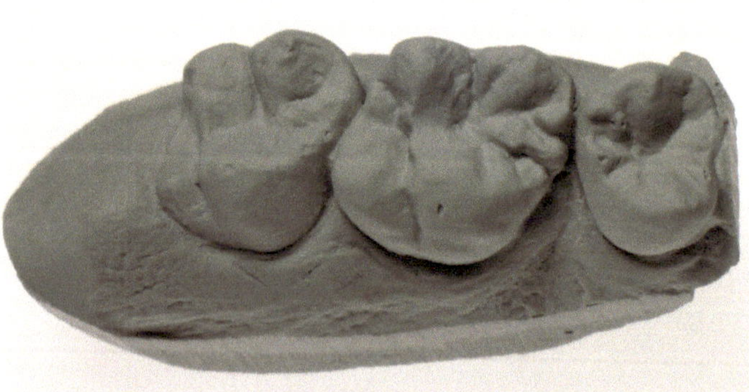

Zähne schnitzen

Eine mühselige, aber auch effektive Art, sein Formgefühl zu verbessern, ist das japanische Zähneschnitzen. Die Aufgabe ist es, einen vorgegebenen Zahn mit einem Skalpell aus einem Gipsblock „herauszuschälen“(Abb. 30 und 31). Der quadratische Block, auf dem der Zahn steht, dient als Orientierungshilfe und als Befestigung bei der Bearbeitung. Geduld und Durchhaltevermögen sind gefragt. Vorteil: Der Zahn wird von approximal und als Ganzes, also zusammen mit dem Wurzelansatz, wahrgenommen. Bei einem vollbezahnten Kiefer sind die Flächen zwischen den Zähnen nie sichtbar. Zudem ist beim Schnitzen ausschließlich die Form entscheidend. Farbe oder Schichtung spielen keine Rolle. Diese japanische Technik trainiert die Arbeitsweise und die Konzentration. Da das Material keine Fehler erlaubt und nicht wieder angetragen werden kann, gilt: Was weg ist, ist weg!

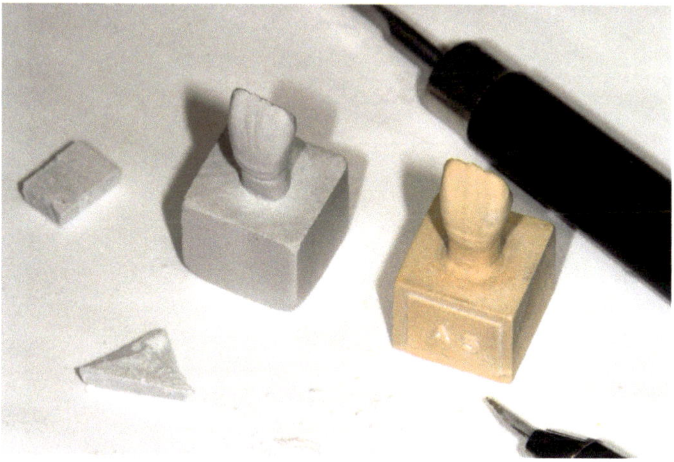

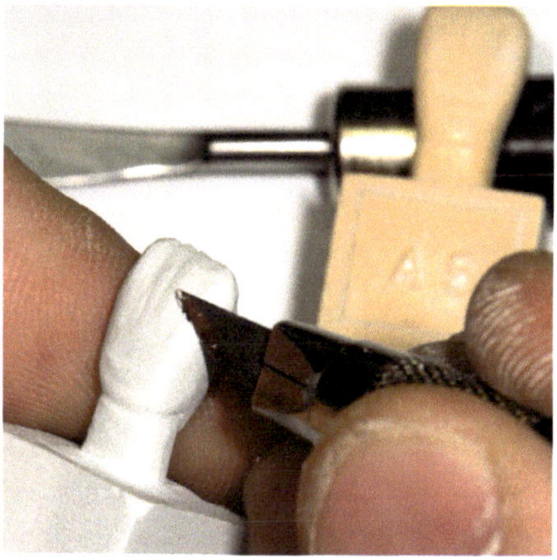

Abb. 30 und 31
Aus einem Gipsblock wird ein Zahn geschnitzt

Fazit

Wer seine Wahrnehmung schult, verschiedene Techniken ausprobiert und konzentriertes Arbeiten lernt, schafft sich zu Beginn seiner Ausbildung zum Zahntechniker eine wertvolle Basis. Die investierte Zeit rentiert sich in jedem Fall. Wer sich mit den Grundlagen intensiv beschäftigt, erzielt bessere Ergebnisse, höhere Qualität und hat mehr Freude an seiner Arbeit (Abb. 32 bis 36).

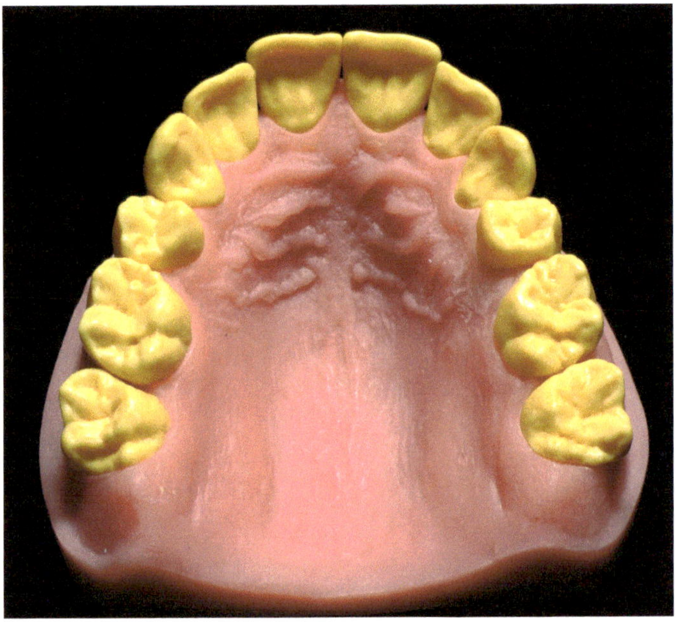

Abb. 32 und 33
Modellation

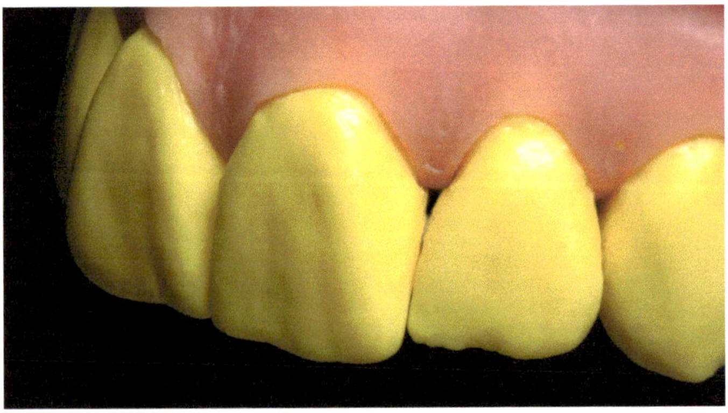

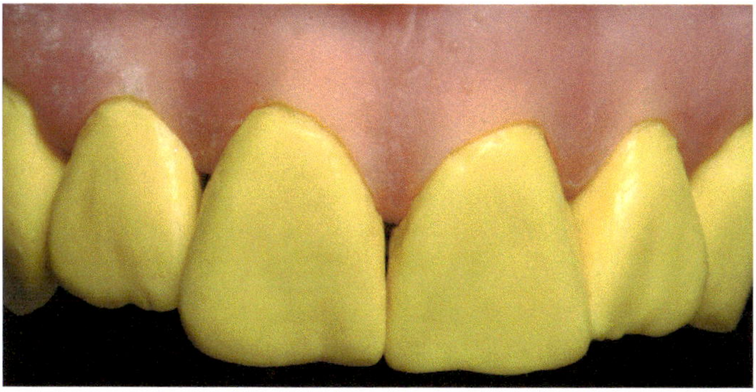

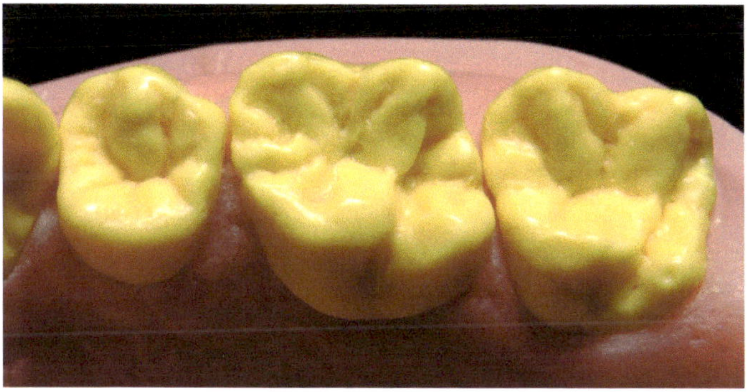

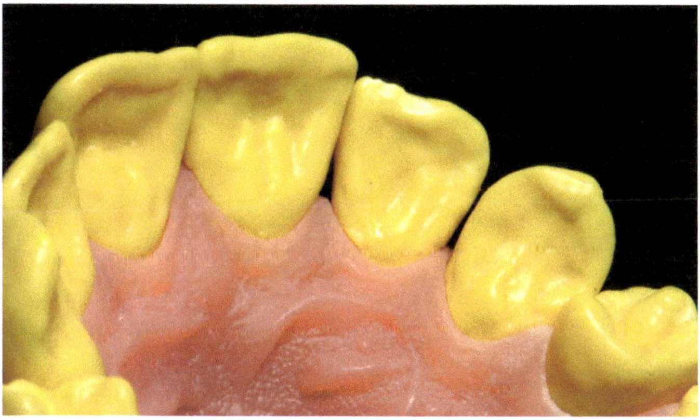

Abb. 34 bis 36
Modellation

Wachs – unverzichtbares Material

Die meisten Berufsanfänger kennen Wachs lediglich vom ziellosen Herumstochern in brennenden Kerzen an langweiligen Abenden. Auch im Beruf macht sich kaum jemand Gedanken über den Werkstoff, mit dem wir als Zahntechniker Tag für Tag arbeiten. Dieses Unwissen kostet Geduld und produziert unbrauchbare Ergebnisse. Wer sein Arbeitsmaterial genau kennt, kann sich auf die Zahnform konzentrieren, die für sich allein schon schwer genug ist.

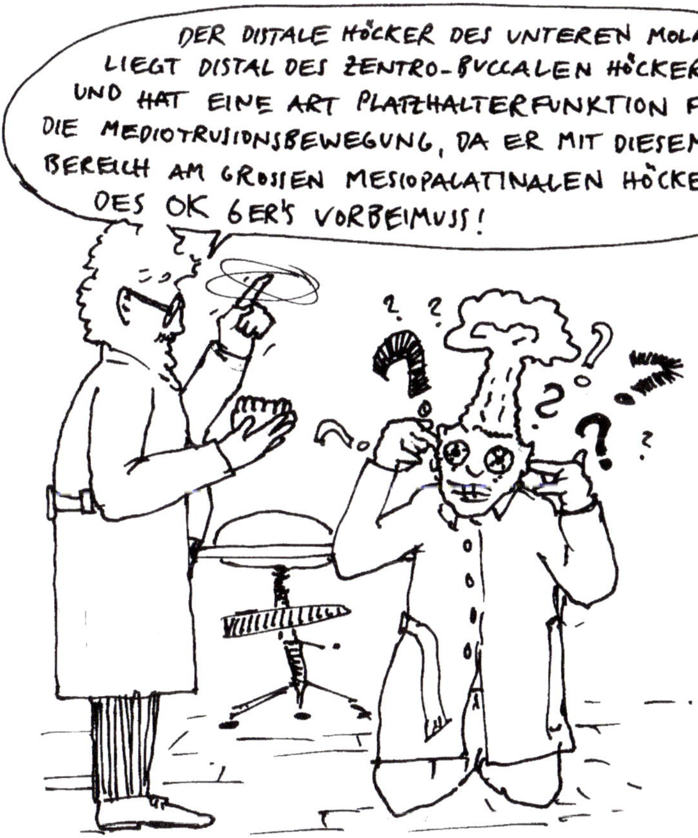
DER DISTALE HÖCKER DES UNTEREN MOLARS
LIEGT DISTAL DES ZENTRO-BUCCALEN HÖCKERS
UND HAT EINE ART PLATZHALTERFUNKTION FÜR
DIE MEDIOTRUSIONSBEWEGUNG, DA ER MIT DIESEM
BEREICH AM GROSSEN MESIOPALATINALEN HÖCKER
DES OK 6ER'S VORBEIMUSS!

Modellierwachse gibt es grundsätzlich in zwei verschiedenen Ausführungen:

Transparente Wachse:
In flüssigem Zustand wirkt dieses Wachs durchscheinend. Kühlt es ab und wird fest, verliert es seine Transparenz (Abb. 1 und 2). Diese Eigenschaft bringt Vorteile beim Modellieren im Halsbereich, da sich die Anzeichnung der Präparationsgrenze beim Auftragen des Wachses erkennen lässt. Der zweite Vorteil: Die transparenten Wachse verbrennen rückstandsfrei. Dies ist bei Vollkeramik- oder Presskeramiktechniken unbedingt erforderlich.

Opake Wachse:
Sie sind weder im flüssigen noch im festen Zustand durchscheinend (Abb. 3 und 4). Das bringt Vorteile beim Aufwachsen der Höcker oder der Leisten. Form und Größe lassen sich so schon während des Modellierens abschätzen.

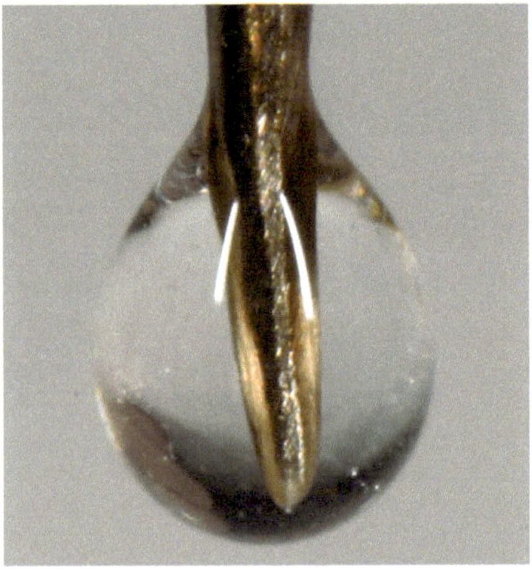

Abb. 1 Transparentes Wachs in flüssigem Zustand

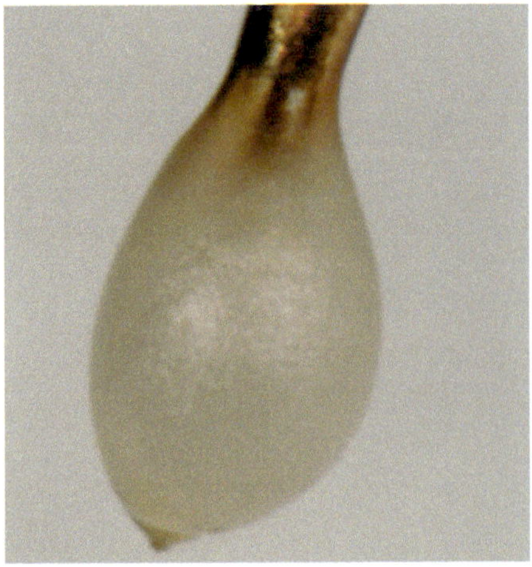

Abb. 2 Transparentes Wachs in festem Zustand

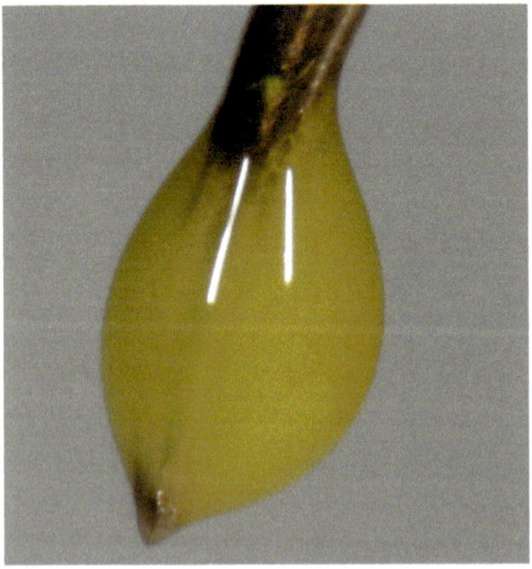

Abb. 3 Opakes Wachs in flüssigem Zustand

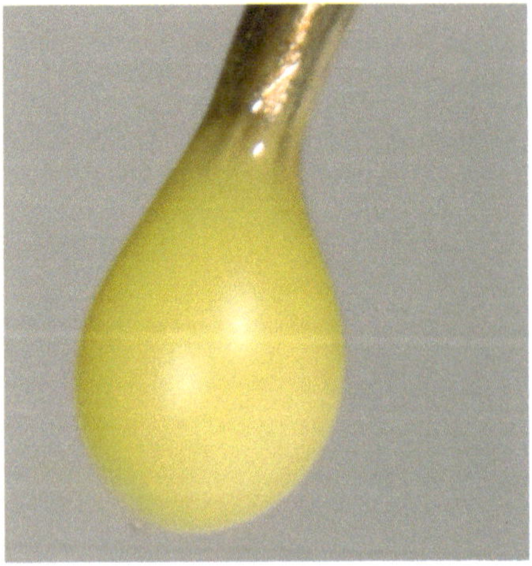

Abb. 4 Opakes Wachs in festem Zustand

Kontraktion und Expansion

Wachs dehnt sich bei Erwärmung aus und zieht sich beim Erkalten zusammen. Je heißer das Material verarbeitet wird, um so größer ist die Kontraktion beziehungsweise Expansion. Das gilt für plastische wie flüssige Verarbeitung.
Durch Nichtbeachtung dieser Wachseigenschaft beim Modellieren entstehen schaukelnde Brücken und ein zu großer Randspalt. Ein Wachsobjekt, welches mit hohen Wachstemperaturen hergestellt wurde, enthält Spannungen und kann sich dadurch verziehen.

TIPP: Mit Wachsen arbeiten, die sich beim Erkalten möglichst wenig kontrahieren. Dies lässt sich im Labor durch den „Wachs-Test" schnell und einfach überprüfen: Eine metallische, glatte Oberfläche isolieren (Abb. 5), mit dem elektrischen Wachsmesser Wachs aufnehmen (Abb. 6) und dünn auslaufend auf der Metalloberfläche verteilen (Abb. 7). Je mehr sich das Wachs beim Erkalten am Rand von der Metalloberfläche abhebt, um so größer ist die Kontraktion. In Abbildung 9 wurde Ruscher-Wachs verwendet. In Abbildung 8 ist ein Wachs zu sehen, welches sehr stark kontrahiert.

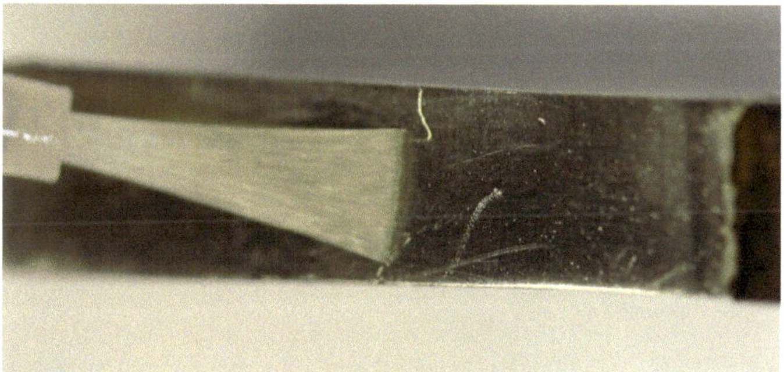

Abb. 5
Isolation der metallisch glatten Oberfläche

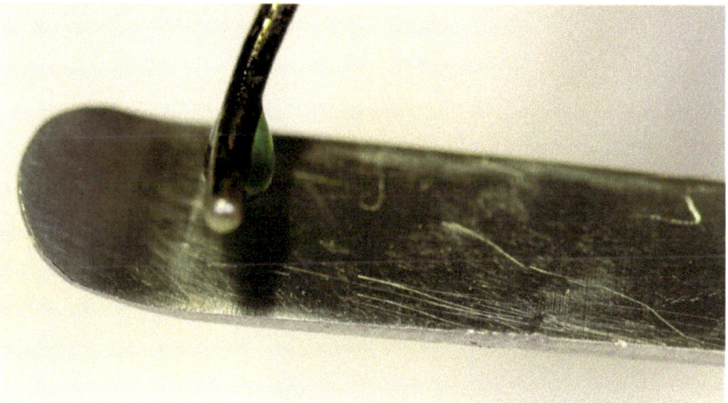

Abb. 6
Wachs auftragen ...

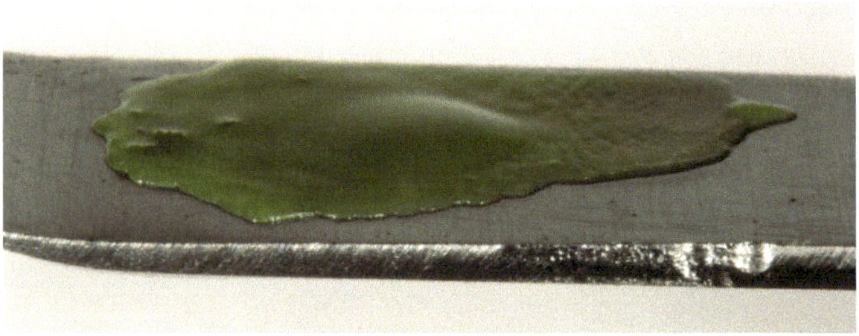

Abb. 7
... und Reaktion abwarten. Hier wurde Ruscher-Wachs verwendet.

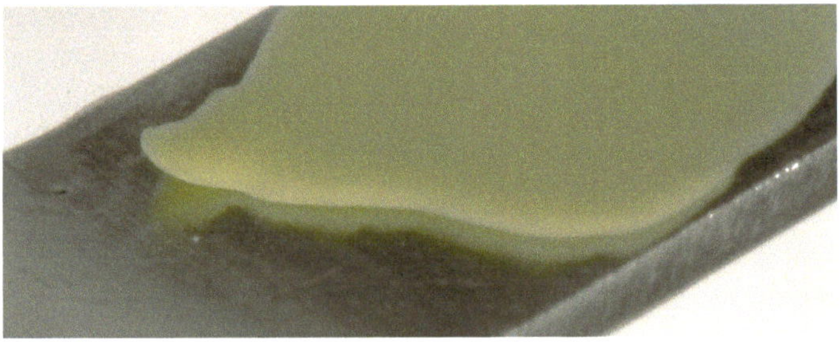

Abb. 8
Wachs mit starkem Kontraktionsverhalten

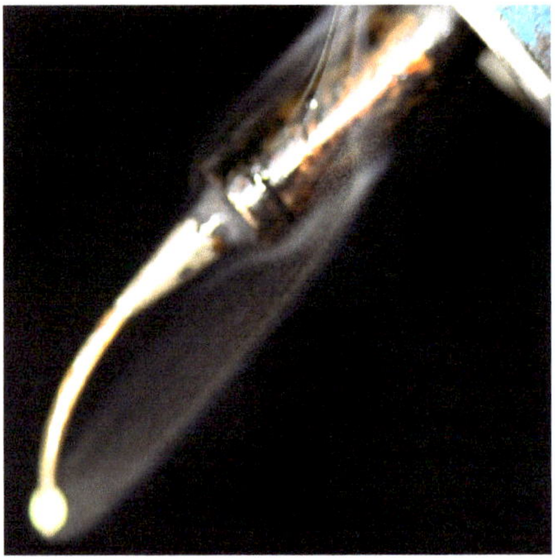

Abb. 9
Das ist zu heiß!

Spannungseinflüsse

Es ist sinnvoll, das Wachs so nah wie möglich am Schmelzbereich zu halten und dann bei gleichbleibender Temperatur zu verarbeiten. Extrem unterschiedliche und zu hohe Wachstemperaturen verursachen erhebliche Spannungen im Material. Wenn die von der Sonde aufsteigenden Rauchschwaden die Sicht beeinträchtigen, kann man sich sicher sein, dass das Wachsmesser zu heiß ist (Abb. 9). Die Spannungen sind jedoch reversibel. Sie lösen sich aber erst, wenn das Wachsobjekt vom Stumpf abgehoben wird. Wenn die Krone in Wachs also perfekt auf dem Stumpf sitzt, hat dies mit der späteren Passung des Metallobjekts noch nichts zu tun.

TIPP: Die Arbeit mit einem elektrischen Wachsmesser verringert Spannungen im Wachs automatisch, denn beim Auftragen bleibt die Temperatur konstant. Zudem wird sicherer und konzentrierter gearbeitet, da die Ablenkungsquelle Bunsenbrenner fehlt (Abb. 10). Außerdem lassen sich nach Untersuchungen der Firma Renfert im Vergleich zur traditionellen Arbeitsweise mit einem elektrischen Wachsmesser bis zu 20 Prozent Modellierzeit einsparen.

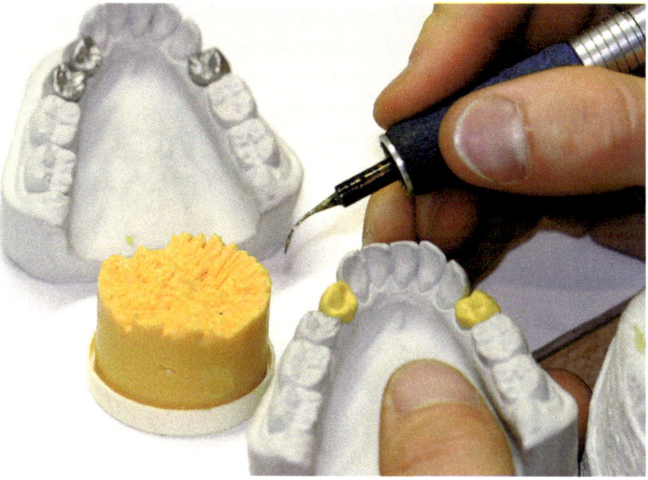

Abb. 10
Ein übersichtlicher Arbeitsplatz ohne Bunsenbrenner. Der Abstand vom Wachs zum Objekt ist gering.

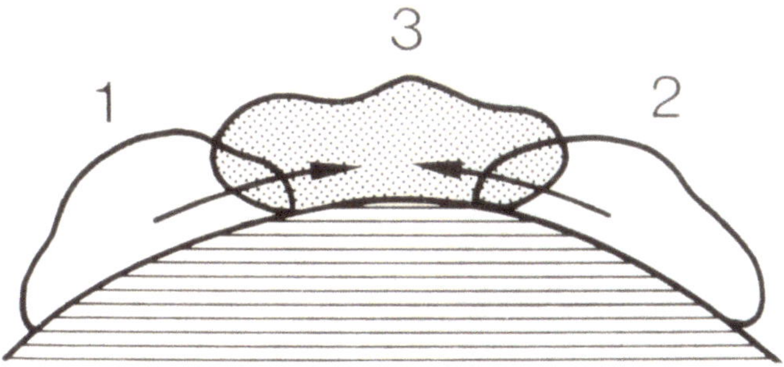

Abb. 11
Ausbildung innerer Spannungen bei der Erstarrung von Wachstropfen

Dennoch bleibt ein Problem: Wird erneut flüssiges Wachs aufgetragen, kühlt es ab, verschmilzt mit dem schon vorhandenen und erzeugt dadurch Spannungen (Abb. 11). Wird zügig aufgewachst, sodass die Temperaturen der vorangegangenen Wachsschichten angenähert werden, verringern sich die Spannungen. Der Nachteil: Die zum Modellieren nötige Festigkeit des Wachses ist nicht mehr gewährleistet.

Wie kann man nun das Objekt, welches durch das Modellieren zwangsläufig Spannungen beinhaltet, für das Einbetten vorbereiten? In Lehrbüchern wird zum Beispiel erklärt, dass man die fertige Modellation zur Entspannung über Nacht auf dem Modell stehen lassen soll. Oft fehlt für diese Prozedur aber die nötige Zeit. Zudem kann es sein, dass das Objekt so stark schrumpft, dass es sich nur schwer vom Stumpf abheben lässt oder sogar dabei zu Bruch geht. Eine andere Methode beschreibt, man solle das Objekt auf dem Modell für kurze Zeit in ein Wasserbad bei 35 bis 40 Grad Celsius legen. Problem hierbei: Die Regel „Meistermodell never ever touched with water“ würde man gnadenlos ignorieren.

Nach neueren Erkenntnissen (Phillips) wird empfohlen, das Wachsobjekt relativ direkt nach dem Modellieren einzubetten (10 bis 15 Minuten nach dem letzten Wachsauftrag). In unserem Labor wird dies zusätzlich durch eine Auswahl verschiedener Spezialwachse unterstützt. Mit dem braunen Wachs nach Ztm. Polz wird die erste Schicht aufgetragen. Dabei wird der Tropfen vom Hals zur Krone gezogen, danach die okklusale Fläche (Abb. 12) und dann der Hals ausreichend verstärkt (Abb. 13). Anschließend wird zur Stabilisierung eine Schicht Ruscherwachs aufgetragen. Dieses eig-

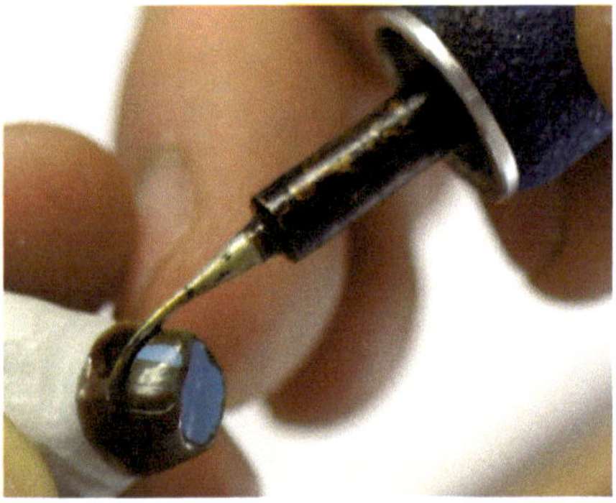

Abb. 12 Aufwachsen des Käppchens ...

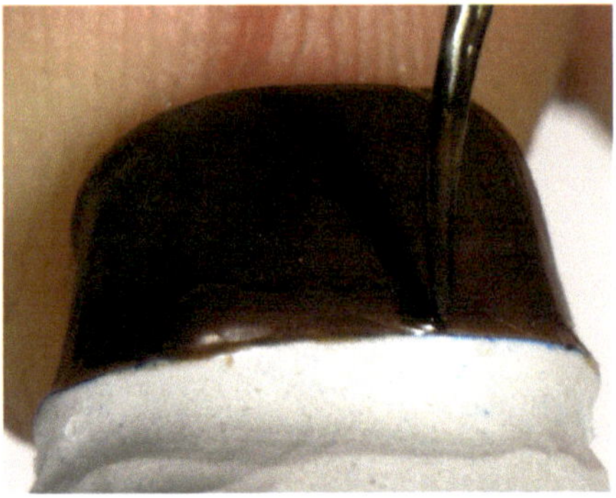

Abb. 13 ... und Verstärken des Halses

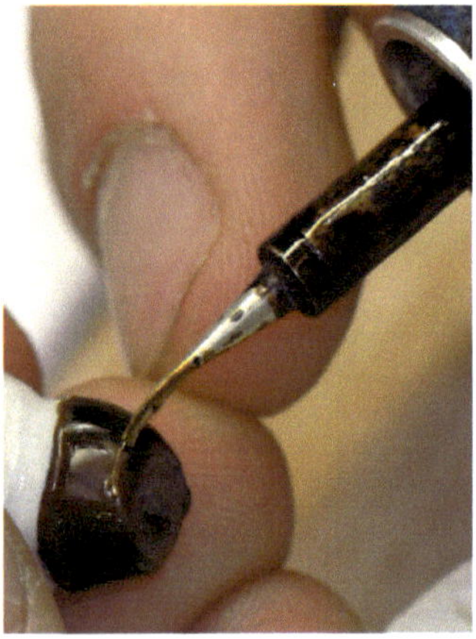

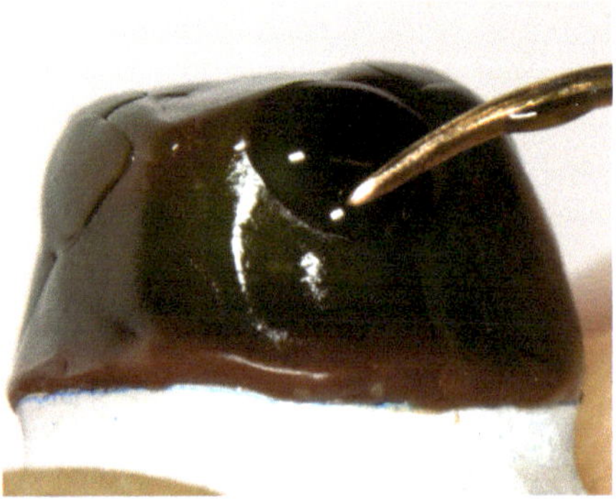

Abb. 14 und 15 Ruscherwachs wird gleichmäßig aufgetragen

net sich nicht zum Modellieren, da es sehr spröde ist, hat aber eine sehr geringe Schrumpfung (siehe oben: Wachskontraktionstest) und verhindert dadurch, dass sich die Ränder abheben können (Abb. 14 und 15). Danach kommt das Gecko-Wachs (bredent) zum Einsatz, welches sich hervorragend modellieren lässt und durch die gelbe Einfärbung Kontraste gut hervorhebt (Abb. 16).

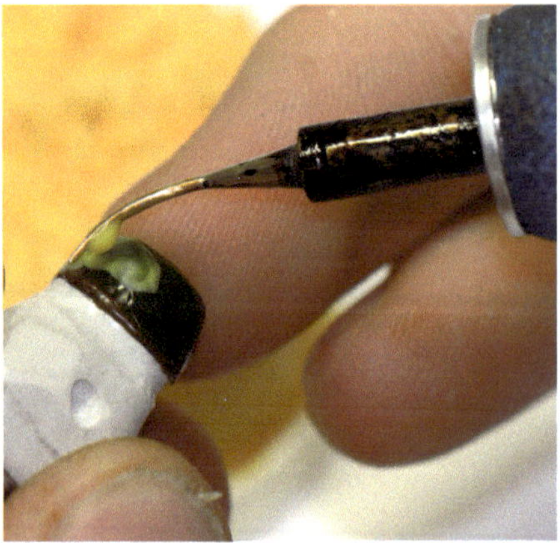

Abb. 16 Modellation mit Gecko-Wachs

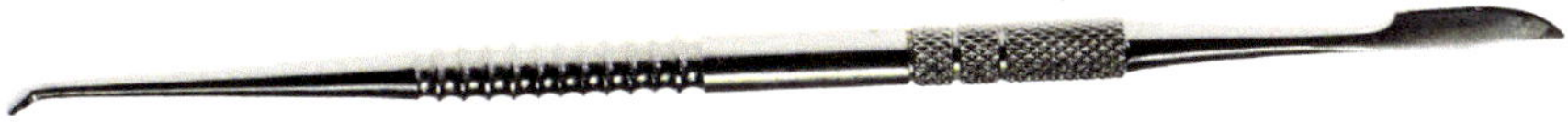

Abb. 17
Le Cron-Instrument

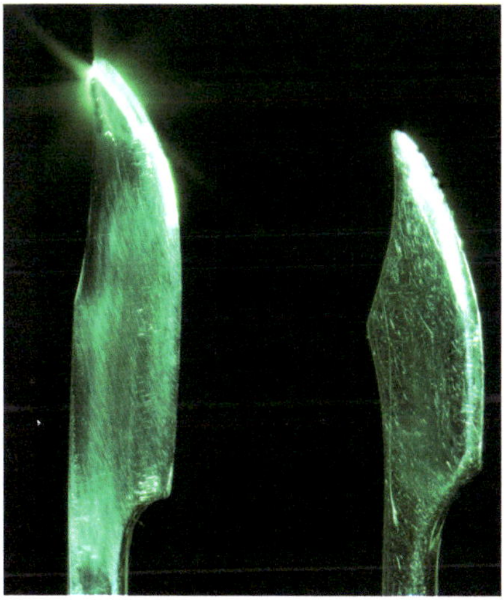

Abb. 18
Neues und altes Le Cron nebeneinander

TIPP: Ein elektrisches Wachsmesser verbessert auch die Modellierbarkeit, da das Wachs schnell wieder Plastizität erlangt.

Modellierbarkeit

Ein Wachs für den Einsatz im Labor muss sich natürlich gut modellieren lassen. Gute Modellierbarkeit bedeutet auch, dass das Wachs nach dem Auftragen schnell aushärtet. Vorteil: Die jeweilige Stelle kann zügig weiter bearbeitet werden. Zudem sollte man das Wachs gut schaben können, es darf also weder zu spröde noch zu schmierig sein.

Oberflächengüte

Die Oberflächengüte wird durch die Bearbeitung beeinflusst. Denn das in Wachs modellierte Objekt wird nach der Überführung in Metall ausgearbeitet. Je glatter also die Wachs-Oberfläche, um so einfacher ist dann das Ausarbeiten in Metall. Dabei spielen Wahl und Güte der Modellierinstrumente eine große Rolle. Ein einfaches Le Cron reicht im Grunde genommen aus (Abb. 17). Allerdings sollte man darauf achten, dass dieses Le Cron eine absolut geradlinige Kante aufweist, damit Riefen oder Kratzer am Objekt vermieden werden (Abb. 18). Das Le Cron auf der rechten Bildseite weist keine definierte Kante auf und

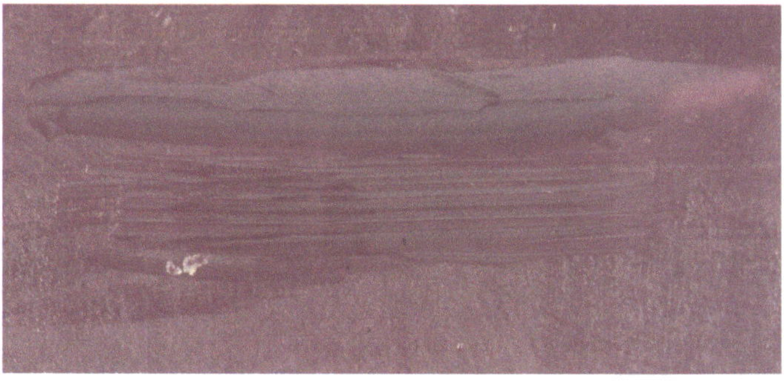

Abb. 19
Bearbeitung einer Wachsplatte mit neuem und altem Le Cron

eignet sich so nicht zum Modellieren. Um dies zu vermeiden, sollte das Le Cron ausschließlich zum Modellieren verwendet werden und nicht die Funktion eines Multi-Tools einnehmen, mit dem Unterfütterungen abgehoben und Anzeichnungen in Gips geritzt werden. Eine Kaufläche mit unregelmäßiger und chaotischer Oberfläche führt zu Lichtwirkungen, die vom Wesentlichen ablenken. Besonders stark fällt dies bei sehr schlichten Kauflächen auf. Auf der Abbildung 19 sieht man den Unterschied deutlich: Die untere Fläche wurde mit einem alten, ungeglätteten Le Cron bearbeitet, die obere mit einem polierten Le Cron. Ich habe versucht, den Vergleich auf die Kaufläche zu übertragen (Abb. 20 und 21). Die Krone auf Abbildung 20 besitzt eine sehr un-

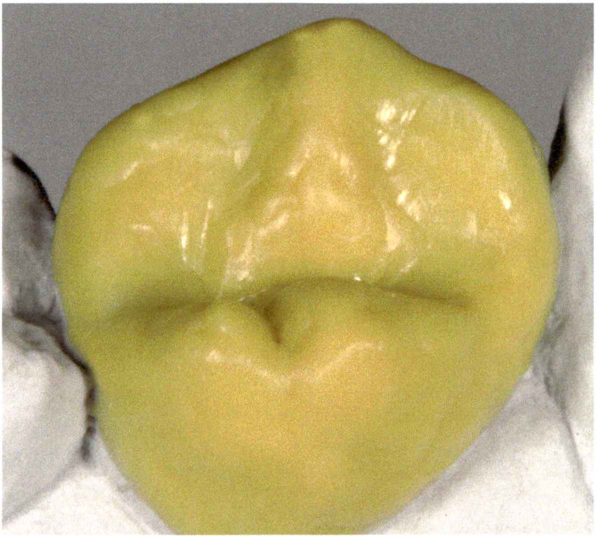

Abb. 20
Kaufläche mit unregelmäßiger Oberfläche

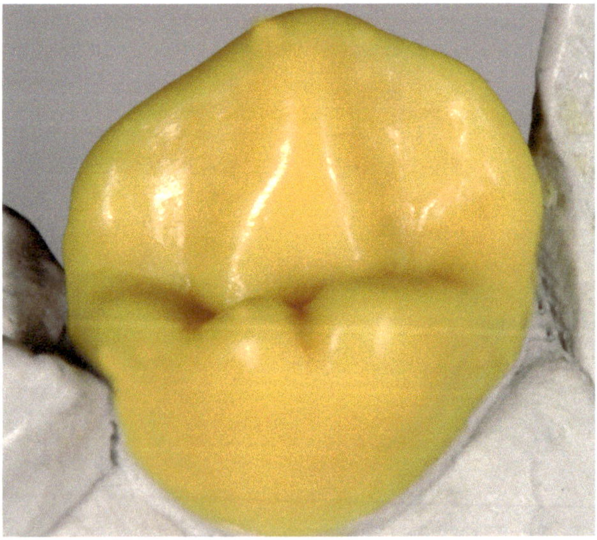

Abb. 21
Kaufläche mit glatter Oberfläche

regelmäßige Oberfläche. Durch nachträgliches Bearbeiten mit dem polierten Le Cron und einem Wachsmesser konnte ein besseres Ergebnis erzielt werden (Abb. 21).

Des Weiteren kommt es natürlich noch auf den Umgang mit dem Modellierinstrument an. Eine Fissur der Länge nach mit dem Le Cron nachzuziehen, bringt nicht den gewünschten Effekt und verursacht eine unnatürlich wirkende Kaufläche (Abb. 22).

Fissurenkratzer beispielsweise hinterlassen Nischen, die sich danach nur mit viel Aufwand ausarbeiten lassen. Bleiben sie bestehen, werden sie zu Sammelstellen für Essensreste und sind für den Patienten nur schwer zu reinigen (Abb. 23).

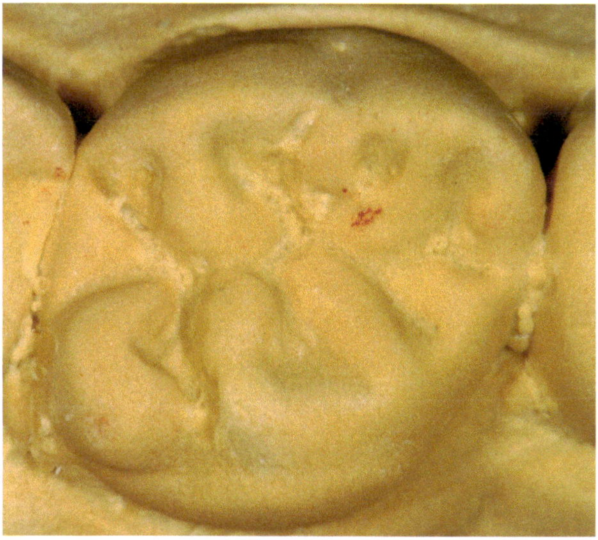

Abb. 22
Unnatürliche Kaufläche

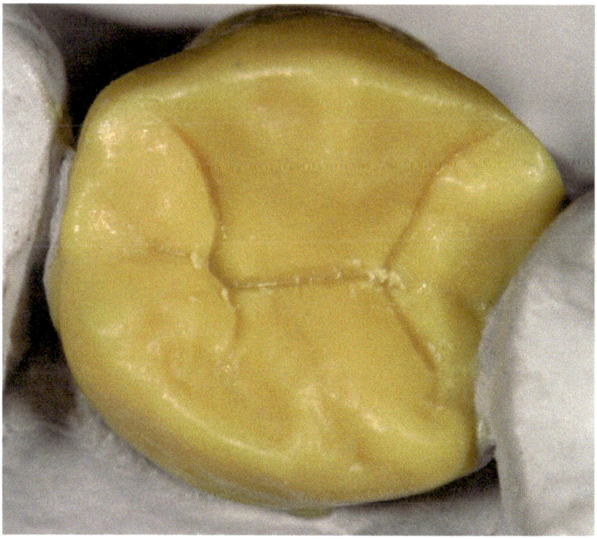

Abb. 23
Kaufläche, bearbeitet mit einem Fissurenkratzer

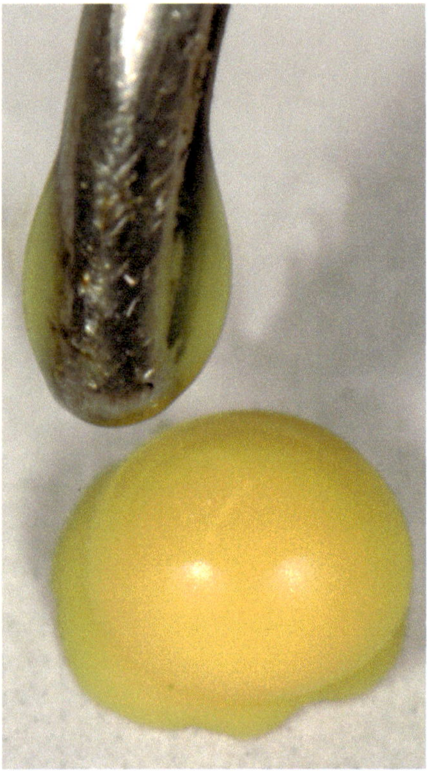

Oberflächenspannung

Natürlich ist es uns nur durch die Oberflächenspannung möglich, das Wachs überhaupt zu kontrollieren. Aber sie bringt uns nicht nur Vorteile. Dort wo zwei Höcker zu einer Fissur auslaufen, stoßen wir durch die Oberflächenspannung des Wachses schnell an Grenzen. Ein erkaltender Wachstropfen perlt ab, nimmt also niemals eine konkave Wölbung (nach innen) an, sondern immer eine konvexe (nach außen) (Abb. 24). Eine Modellation aus diesen Perlwürsten würde mehr einer geschwollenen Kaufläche gleichen und nicht das Relief eines natürlichen Zahnes wiedergeben (Abb. 25). Eine erhöhte Temperatur vermindert zwar das Perlverhalten, aber macht den aufgenommenen Wachstropfen unkontrollierbar.
Eine natürliche Kaufläche jedoch besteht niemals ausschließlich aus konvexen Wülsten. Zur visuellen Unterstützung der anatomischen Strukturen habe ich die Kauflächen mit Majesthetik-Texturpuder (picodent) bearbeitet (Abb. 26 und 27).

Abb. 24
Gewölbter Wachstropfen

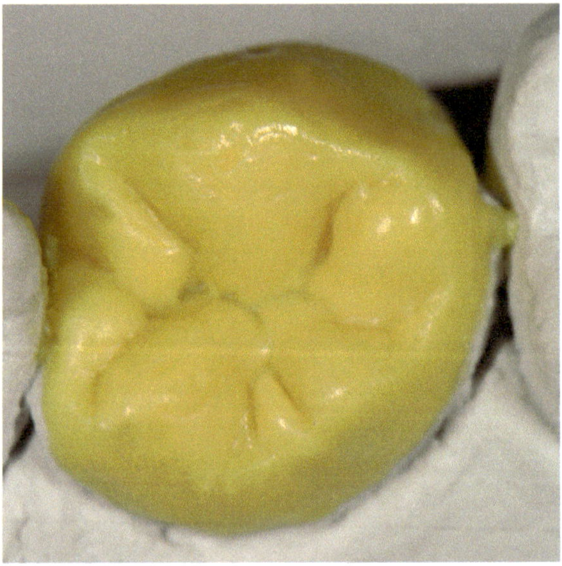

Abb. 25
Geschwollen modellierte Kaufläche aus konvexen Wülsten

Fazit

Wer beim Modellieren das Wachs im Griff hat und sich voll und ganz auf Gnathologie, Ästhetik und Form konzentrieren kann, wird die Qualität der eigenen Arbeit verbessern und sich die Freude am Beruf erhalten. Aus diesem Grund lohnt es sich, sich mit dem Werkstoff gründlich auseinander zu setzen.

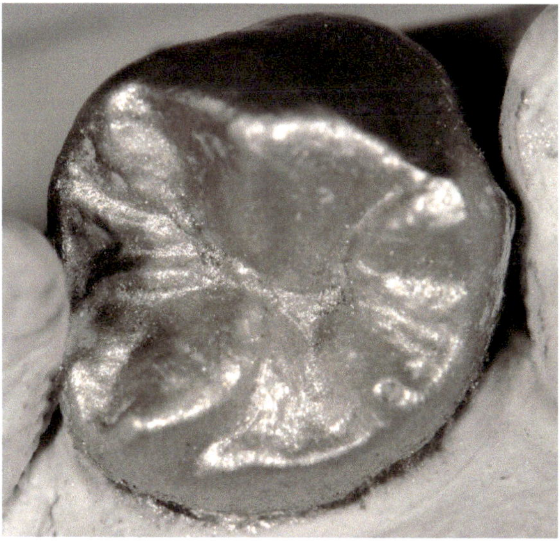

Abb. 26
Natürliche Kauflächen mit konvexen und konkaven Elementen

Abb. 27
Natürliche Kauflächen mit konvexen und konkaven Elementen

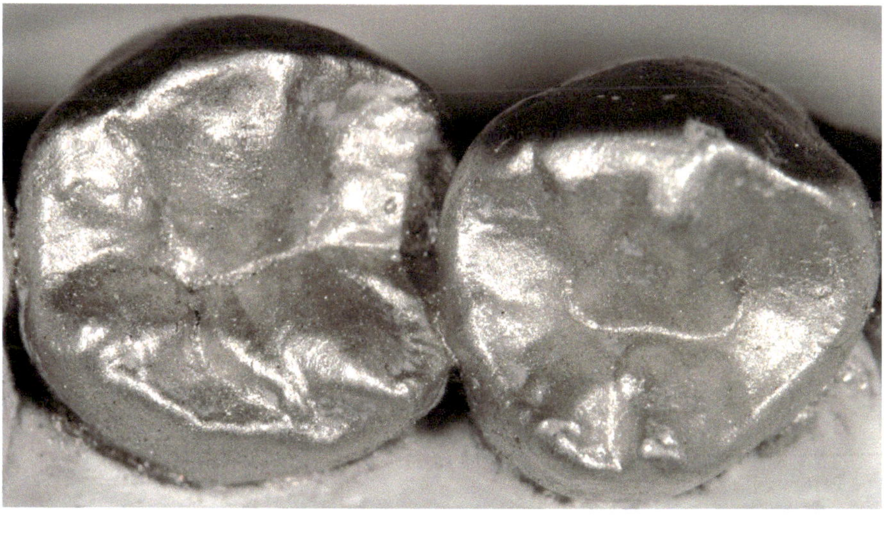

Modellieren nach Checkliste

Schneller lernen – mit Konzept. Simon Haug erklärt in diesem Kapitel, wie man sich beim Modellieren von Zahnkronen mit Hilfe einer Checkliste einen besseren Überblick verschaffen kann.

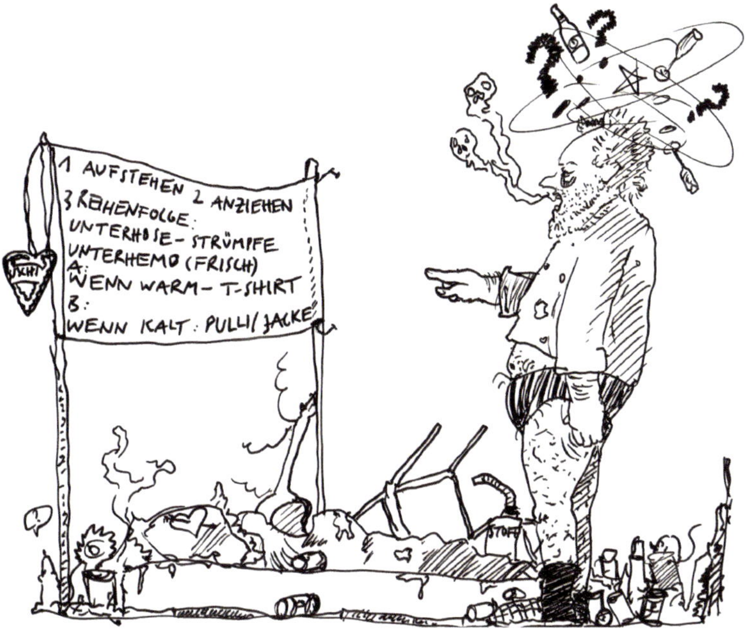
1 AUFSTEHEN 2 ANZIEHEN
3 REIHENFOLGE:
UNTERHOSE - STRÜMPFE
UNTERHEMD (FRISCH)
A:
WENN WARM - T-SHIRT
B:
WENN KALT: PULLI/JACKE

Den Überblick nicht zu verlieren, ist eine Sache. Aber zuerst muss man ihn einmal bekommen! Das ist doch wohl der sehnlichste Wunsch eines jeden Azubis. Was kann man tun, außer darauf zu hoffen, ein von der Muße geküsstes Zahntechnikergenie zu sein?

In diesem Kapitel stelle ich ein Konzept vor, nach dem sich der Lernprozess durch systematisches Training beschleunigen lässt. Dabei geht es konkret um die Fehleranalyse anhand von Checklisten (Abb. 1). Deswegen stelle ich Ihnen nun ein Beispiel einer solchen Checkliste vor.

Lernen durch Fehler

Der Lernprozess wird von unzähligen Fehlern begleitet. Und das kann einem manchmal den letzten Nerv kosten ...

Dennoch gilt: Aus Fehlern wird man klug. Dazu gehört allerdings mehr als einfach nur Fehler zu machen. Wichtig ist die Fehleranalyse, also die genaue Fehlerursache und deren Vermeidung zu definieren. Und dies ist manchmal gar nicht so einfach. Wenn sich der Kunststoff bei einer Reparatur nicht mit dem alten Kunststoff verbindet,

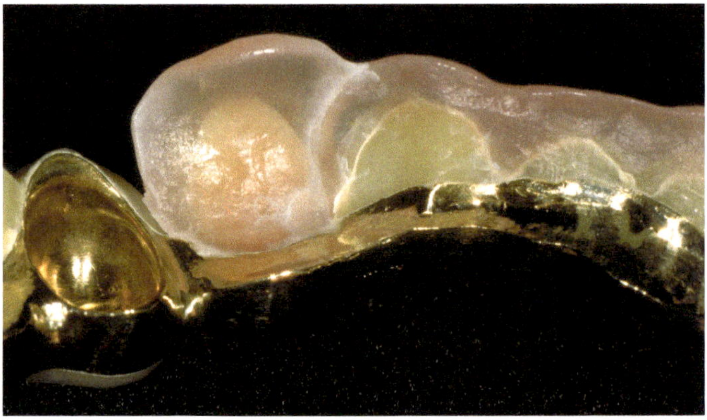

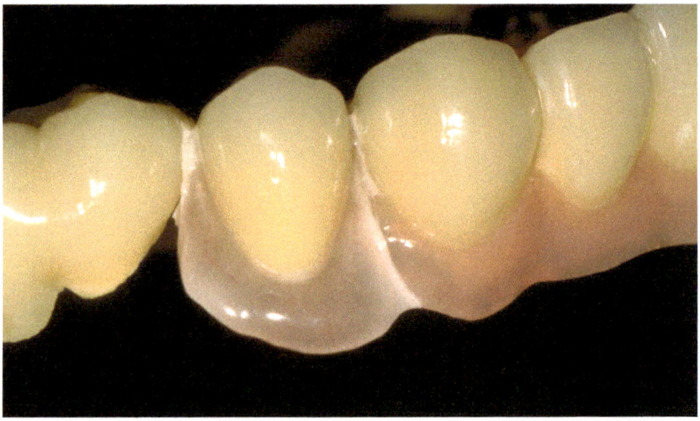

Abb. 2a und b Fehler in der Verarbeitung

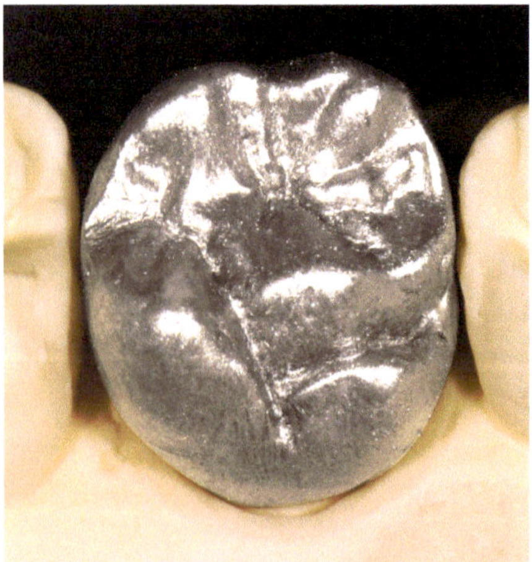

Abb. 3 Irgendwie stimmt die Form nicht... Aber was genau macht die Krone so unnatürlich?

dann wurde der alte Prothesenkunststoff nicht richtig vorbereitet. Das ist einfach (Abb. 2a und b). Wenn nun aber eine Krone nicht Ihren Ansprüchen genügt und Sie keinen Anhaltspunkt haben, woran es liegen könnte ... irgendwie bekommen Sie keine Form hin (Abb. 3). Dann ist es hilfreich, eine Checkliste an der Hand zu haben, mit der sich der zu verbessernde Bereich näher eingrenzen lässt.

Schritt für Schritt wird so die Krone aus verschiedenen Gesichtspunkten betrachtet und abgeprüft.

Sind Checklisten sinnvoll?

Eine geschulte Wahrnehmung muss man sich selbst erarbeiten. Von erfahrenen Kollegen erhält man zwar immer wieder Tipps und Tricks, um aber aus dem Wissen Können zu machen, sollte man durch selbstständige Fehleranalysen bei den eigenen Arbeiten die eigenen Fähigkeiten verbessern.

Ein Beispiel: Auf Abbildung 4 ist eine OK-Front zu sehen. Beim Zahn 11 handelt es sich um eine Keramikkrone. Auf den ersten Blick scheint sie sich gut in den Restbestand einzugliedern. Bei genauerem Hinsehen erkennt ein geschultes Auge diverse Schwachstellen: Die Krone ist insgesamt zu kurz. Auch der Verlauf der distalen Leiste entspricht nicht der des Zahnes 21.

Durch eine Fehleranalyse kann der zu verbessernde Teil eingegrenzt werden (Abb. 5). Diese gründliche Vorgehensweise zeigt auf der einen Seite, dass das Lernen sehr viel Zeit und Energie kostet, auf der anderen Seite gibt es uns auch die Chance, die Lerngeschwindigkeit selbst zu bestimmen. Am schnellsten lernt man eben über intensive und systematische Fehleranalyse der eigenen Arbeiten. Und dies anhand von Checklisten.

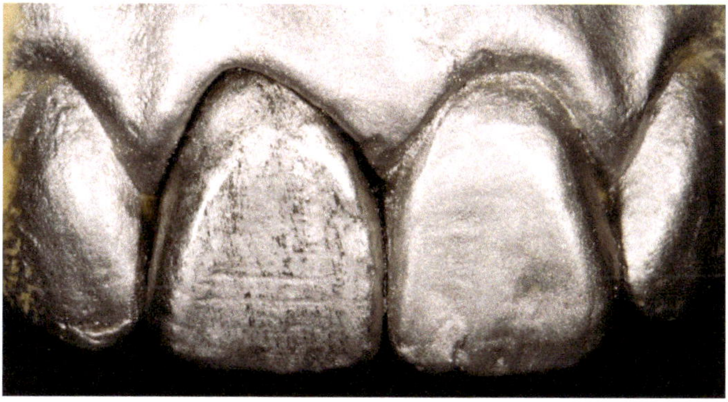

Abb. 4
Krone auf 11. Nicht schlecht, aber doch noch verbesserungswürdig

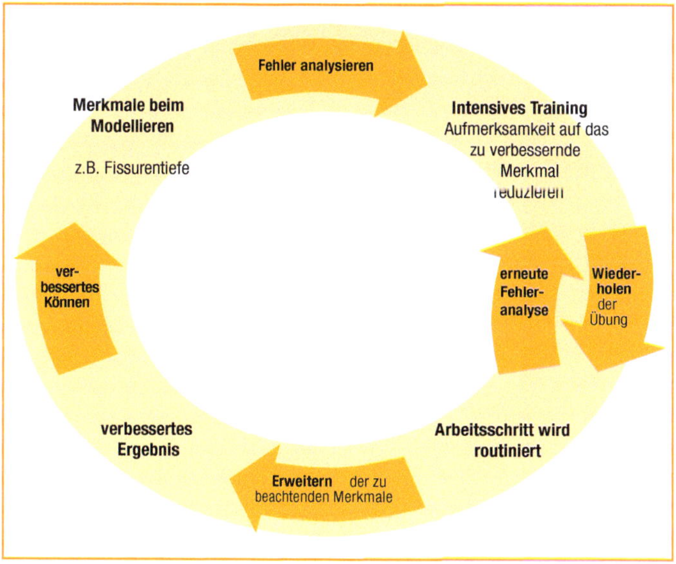

Abb. 5
Modell zur Fehleranalyse

Irren ist menschlich

Im Eifer des Gefechts passiert es nun mal, dass bestimmte Merkmale oder Funktionsprüfungen vergessen werden. Mit einer Checkliste wird der Zahn step by step überprüft und auf diese Art werden bei sorgfältiger Anwendung Leichtsinnsfehler ausgeschlossen.

Verwendung der Checkliste

Die Funktionalität des Zahnersatzes hat äußerste Priorität (Abb. 6 und 7). Eine Krone kann bis ins kleinste Detail schön sein. Das hilft aber nichts, wenn sie die funktionellen Anforderungen nicht erfüllt. Was will man mit einem Porsche ohne Motor?

Abb. 6
Nicht die Ästhetik der Krone ...

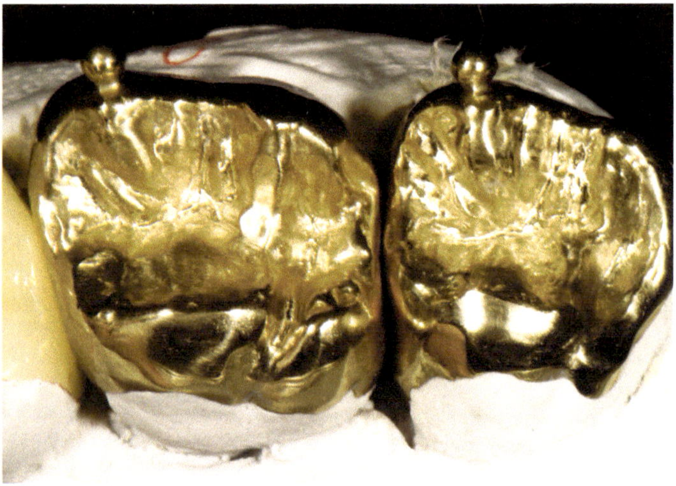

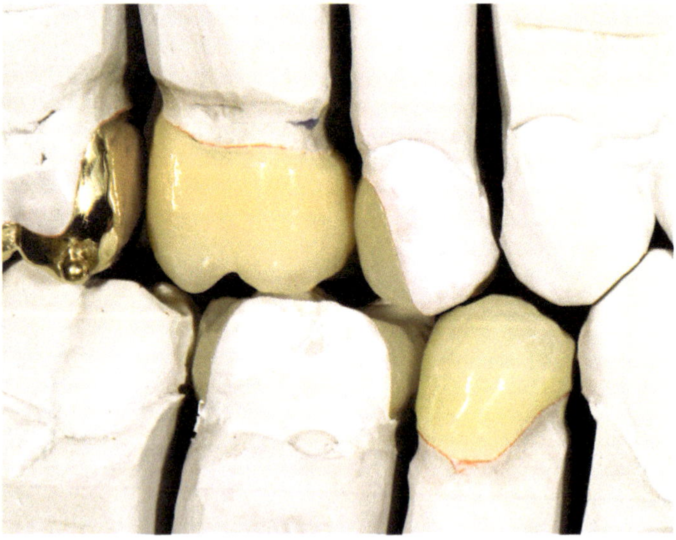

Abb. 7
... sondern die einwandfreie Funktion hat Priorität. Die Seitenzähne diskludieren sofort bei der Seitwärtsbewegung (Zt. Dimitri Maier).

	NAME	DEFINITION		
1	Bukkale Höckerhöhe	Harmonischer* Verlauf in der Speekurve von vestibulär betrachtet		
2	Verbindungslinie der bukkalen Höcker	Harmonischer* Verlauf in der gedachten Verbindungslinie der bukkalen Höcker von okklusal betrachtet		
3	Breite des Zahnes in sagittaler Richtung	Harmonischer* Abstand der approximalen Randleisten, Breite der Außenform		
4	Bukkal-approximaler Übergang	Harmonischer* Übergang zwischen bukkalen Höckern und approximalen Randleisten		
5	Approximalkontakte	Gestaltung der approximalen Kontakte (sphärisch)		
6	Orale Höckerhöhe	Harmonischer* Verlauf der palatinalen Höcker im Verlauf der Speekurve, von dorsal betrachtet		
7	Verlauf der palatinalen Höcker	Harmonischer* Verlauf in der gedachten Verbindungslinie der palatinalen Höcker von okklusal betrachtet		
8	Vestibulär-palatinale Höckerspitzenabstände des Zahnes	Harmonische* Höckerabstände von okklusal betrachtet		
9	Vertikale Krümmung, vestibulär	Krümmung vom Zahnfleischsaum zur Höckerspitze, vestibulär betrachtet		
10	Vertikale Krümmung, oral	Krümmung vom Zahnfleischsaum zur Höckerspitze, von dorsal betrachtet		
12	Torsion	Die Torsion des Zahnes		

Abb. 8
Beispiel einer Checkliste

Mit dieser Checkliste (Abb. 8) wird die Krone nur auf ihre Form hin überprüft. Dies ist bei Modellationsübungen ohne Gegenkiefer vor allem zu Beginn der Ausbildung absolut sinnvoll. Wird aber eine Patientenarbeit mit Gegenkiefer modelliert, so müssen neben der Form die Bewegungen überprüft werden.

Diese Checkliste findet in zwei Bereichen Verwendung:

- Als step by step-Anleitung, um eine Krone zu modellieren. Sowohl Übungskrone als auch Patientenarbeit.
- Als Checkliste, um eine fertige Wachsmodellation zu überprüfen (= Fehleranalyse).

Checkliste der Seitenzähne im Oberkiefer

Beim Modellieren wird zuerst die Außenform der Krone komplett fertig gestellt und erst dann die Kaufläche vervollständigt (Abb. 9 und 10). Grund dafür ist, dass die Außenform den Gesamteindruck nahezu allein ausmacht. Wenn zuerst die Kaufläche modelliert wurde, ist es enorm schwierig, die Außenform nachträglich zu verbessern. Es lohnt sich also, dies gründlich zu tun (Abb. 10).

*„Harmonisch" im Zusammenhang mit der Checkliste bedeutet folgendes:
Wenn es sich um eine Übungsmodellation handelt, bei dem Eins zu Eins modelliert wird, sollte das Original reproduziert werden. Harmonisch bedeutet dann, dass die Modellation in möglichst allen Details dem vorhandenen Original entspricht (Abb. 11).

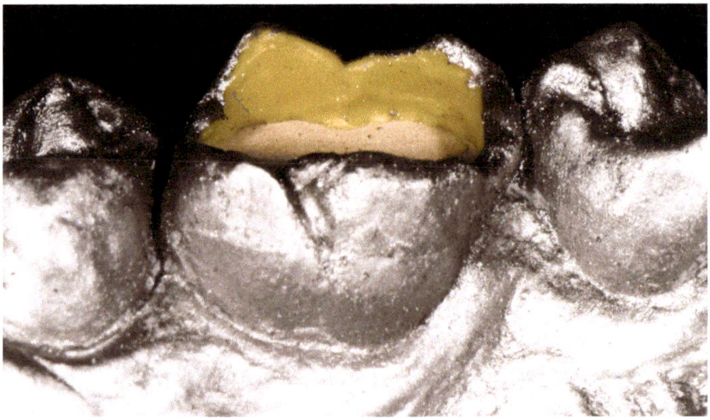

Abb. 9
Zuerst wird die Außenform fertig aufgewachst ...

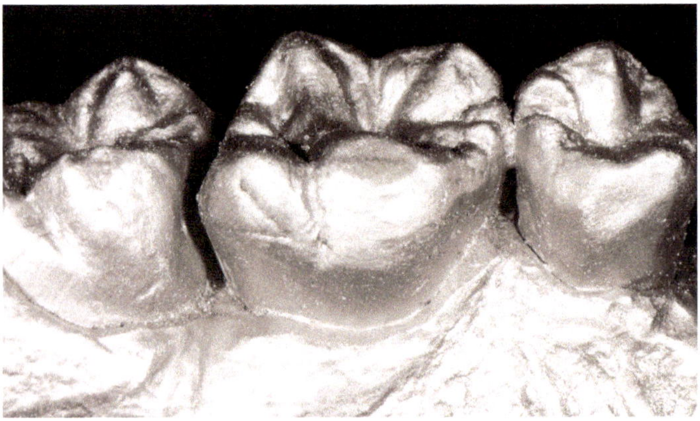

Abb. 10
... und dann die Kaufläche komplettiert. Der 6er wurde modelliert.

Wenn es sich um eine Patientenarbeit handelt und das Original nicht mehr vorhanden ist, sollte sich der Zahnersatz unter funktionellen und ästhetischen Gesichtspunkten tatsächlich so harmonisch wie möglich in den Restzahnbestand eingliedern. Harmonisch ist dann wörtlich zu nehmen (Abb. 12).

Was unter den einzelnen Punkten der Checkliste zu verstehen ist, beschreibe ich nun ausführlicher:

Bukkale Höckerhöhe
Die Höckerhöhe der bukkalen Höcker wird aus vestibulärer Richtung betrachtet (Abb. 13).

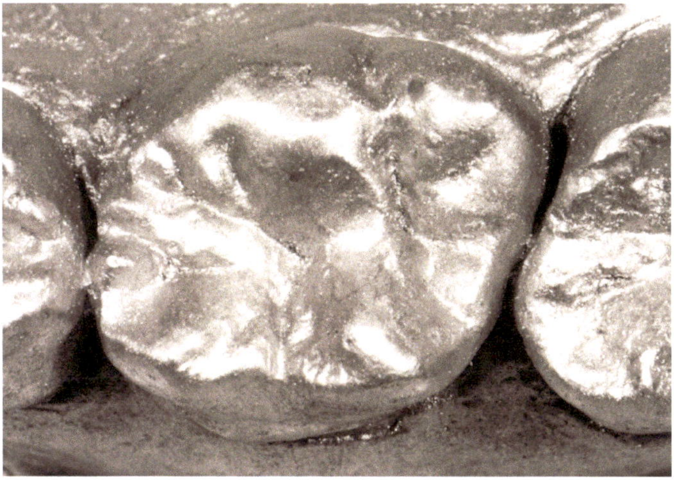

Abb. 11
Der 6er im Original,
Abb. 10 zeigt die
modellierte Version

Abb. 12
Der Zahnersatz fügt
sich harmonisch in den
Restzahnbestand ein

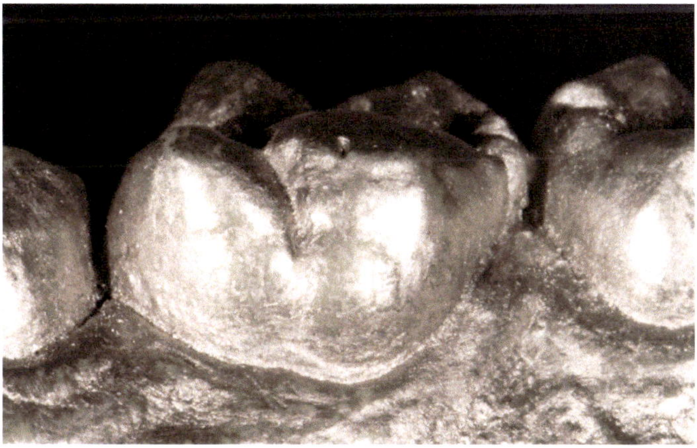

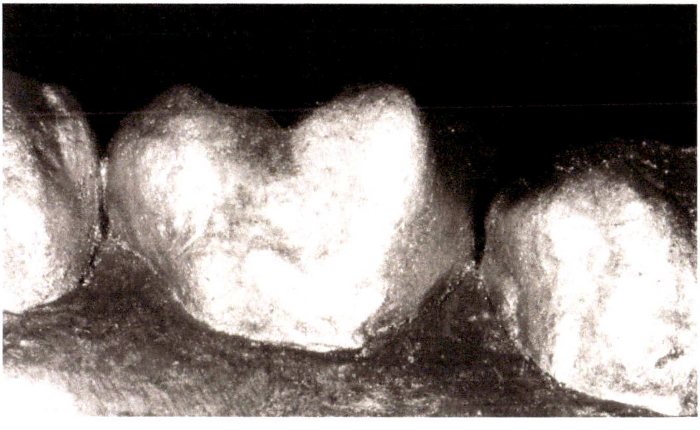

Abb. 13
Bukkale Höckerhöhe
von vestibulär

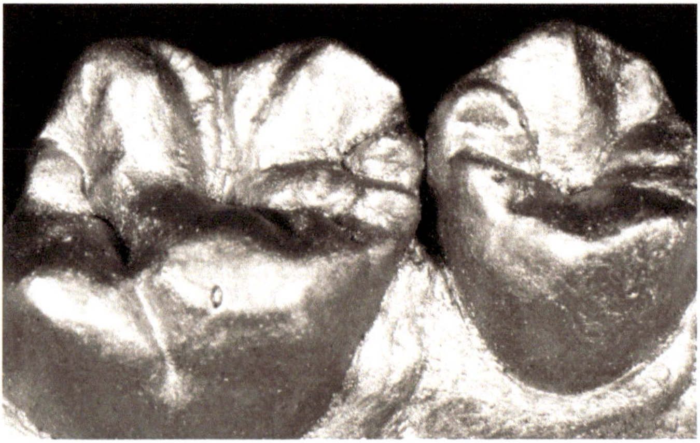

Abb. 14
Bukkale Höckerhöhe von oral

Damit diese nicht zu kurz geraten, kann man sich an den approximalen Bereichen der bukkalen Nachbarzähne und an ihrem Verlauf in der Speekurve orientieren. Sobald die Höcker von bukkal betrachtet gut sind, drehen Sie das Modell und betrachten es von oral (Abb. 14). Manchmal erlebt man dabei eine böse Überraschung. Sollten die bukkalen Höcker – von oral betrachtet – nicht dem Original entsprechen, werden sie weiter verändert, bis sie aus jeder Perspektive dem kritischen Auge standhalten können.

Bukkale Höckerspitzen

Von okklusal betrachtet kann man sich eine Verbindungslinie der bukkalen Höcker vorstellen (Abb. 15). Sie haben im OK die Form einer Ellipse und im UK die Form einer Parabel. Natürlich ist dies keine strichgerade, verbindliche Orientierungslinie, jedoch kann man bei einer Patientenarbeit die ungefähre Position der Höcker abschätzen.

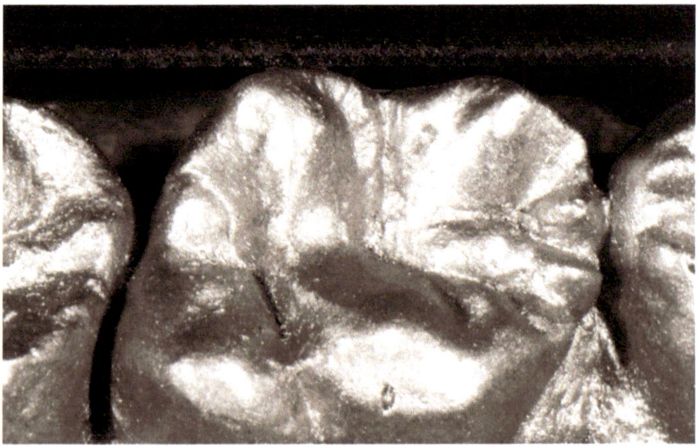

Abb. 15
Verbindungslinie der bukkalen Höcker

Randleisten

Hat der bukkale Höcker seine Form, werden die approximalen Randleisten aufgewachst (Abb. 16 und 17). Hierbei besteht die Gefahr, dass der Zahn zu schmal wird und die Randleisten nicht nah genug an den Nachbarzähnen modelliert werden. Deshalb muss sehr sorgfältig überprüft werden, ob sie die Breite des Zahnes wiedergeben. Auch hierbei ist die Orientierung an den Restzähnen nötig. Wer ganz sicher sein will, nimmt den Stechzirkel zur Hand.

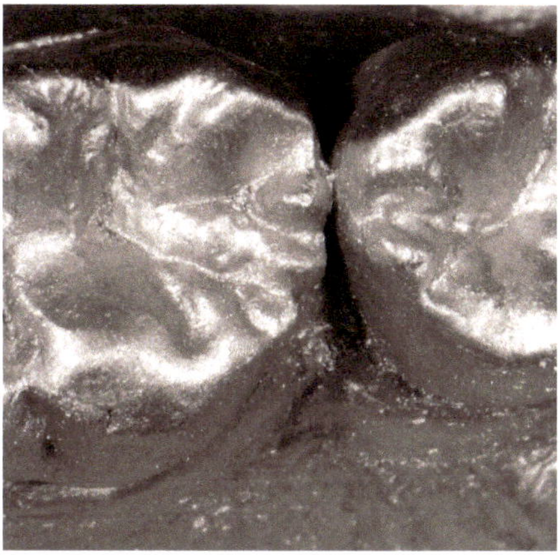

Abb. 16 Randleiste mesial

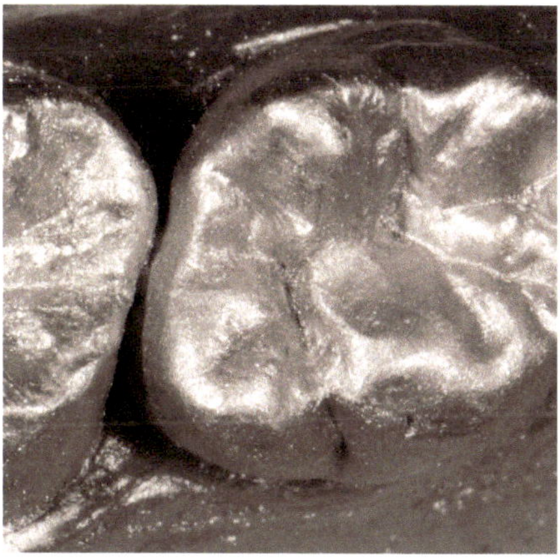

Abb. 17 Randleiste distal

Bukkal-approximale Übergänge

Beim bukkal-approximalen Übergang sollte man auf die vorgegebene Höhe achten. Wieder orientiert man sich an den vorhandenen Nachbarzähnen (Abb. 18). Wird eine Patientenkrone modelliert, sollte sich die Höhe der Randleisten harmonisch in den Restzahnbestand einfügen. Da auf den Randleisten häufig Kontaktpunkte liegen, wird die Höhe der Randleisten bei Modellationen mit Gegenkiefer durch den Antagonisten festgelegt (Abb. 19).

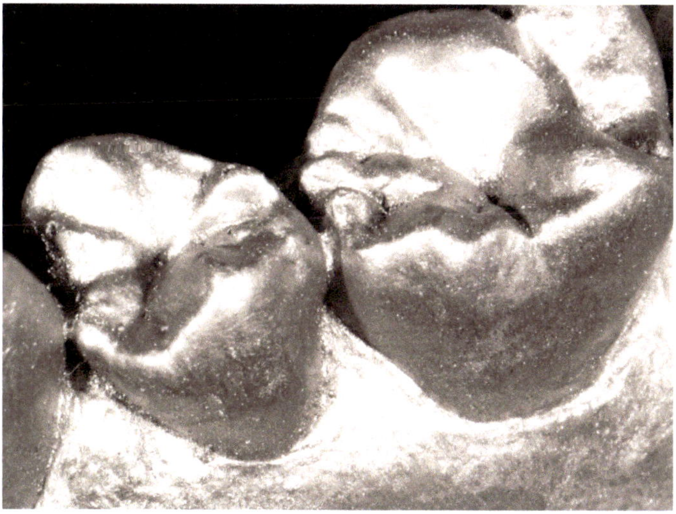

Abb. 18
Der Übergang von Randleiste zum Höcker trägt zur Gestaltung der Außenform bei

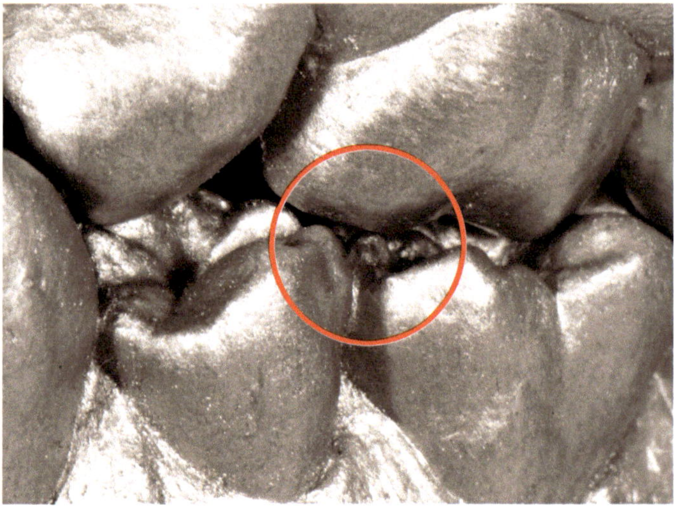

Abb. 19
Auf den Randleisten befinden sich häufig Kontaktpunkte

Approximalkontakte

Die approximalen Kontakte werden sphärisch gestaltet. Sphärische Kontaktpunkte besitzen noch ein weiteres Merkmal. Sie sind nach mesial konkav und nach distal konvex (Abb. 20). Bei einer Aufwachsübung ohne Sägemodell verliert dieser Punkt an Wichtigkeit, da die approximalen Kontakte nicht überprüft werden können.

Palatinal-approximaler Übergang

Sowohl die Lage als auch die Höhe des Übergangs von der Randleiste zum palatinalen Höcker wird hierbei überprüft (Abb. 21). Es gilt das gleiche wie unter „Bukkal-approximale Übergänge" beschrieben.

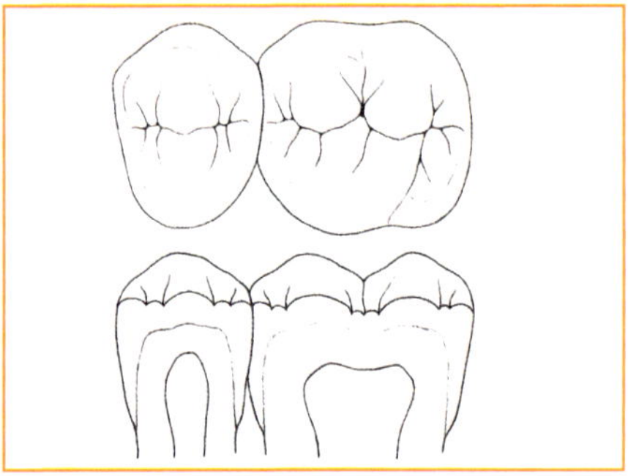

Abb. 20 Sphärische Kontaktpunkte weisen eine konkave/konvexe Wölbung auf

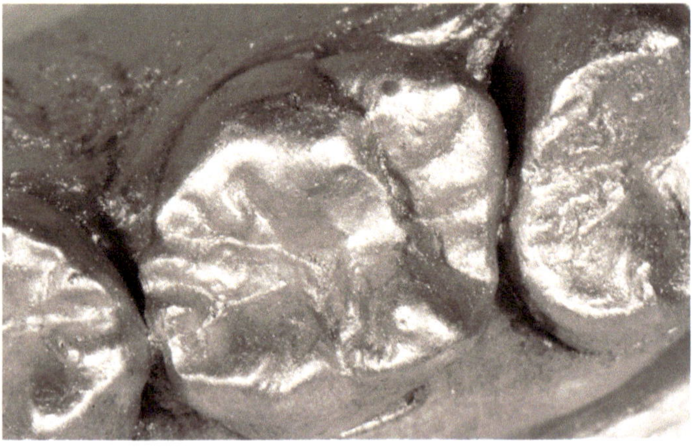

Abb. 21
Palatinal-approximaler Übergang

Orale Höckerhöhe

Wenn die Randleisten zu oralen Höckern erweitert werden, überprüfen Sie die Höckerhöhe aus oraler und bukkaler Richtung (Abb. 22 und 23). Dabei bieten nun zusätzlich zum Restzahnbestand die schon aufgewachsten bukkalen Höcker eine Kontrollmöglichkeit.

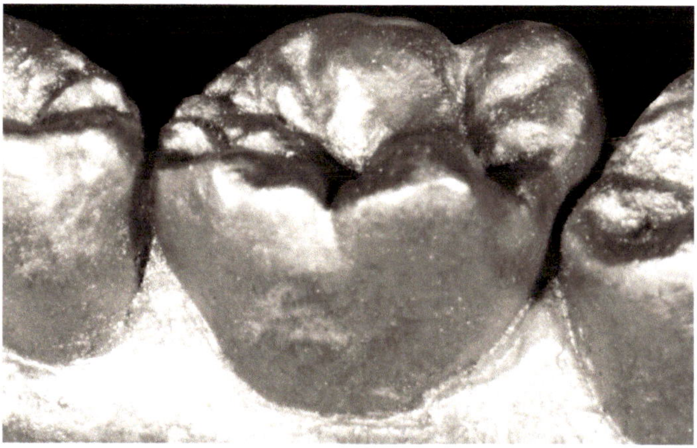

Abb. 22
Palatinale Höckerhöhe von bukkal betrachtet

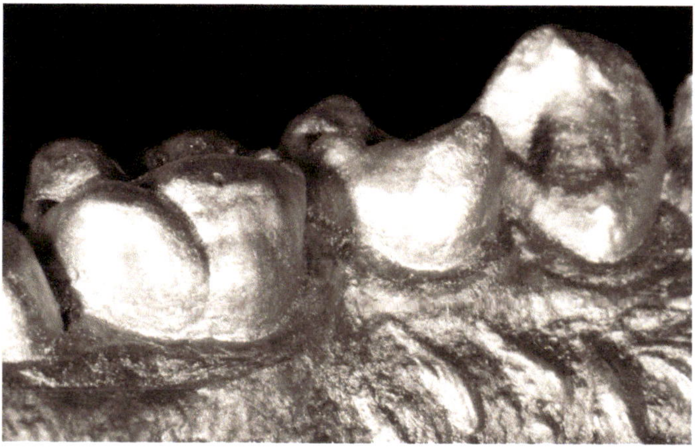

Abb. 23
Palatinale Höckerhöhe von oral betrachtet

Verlauf der palatinalen Höcker

Wie bei den bukkalen Höckern ergibt die Verbindung der palatinalen Höckerspitzen bei okklusaler Betrachtung eine gedachte Linie (Abb. 24.) Aber auch diese Linie gilt nur als grobe Orientierungshilfe und sollte Sie dazu anleiten, die palatinalen Höcker unter diesem Gesichtspunkt zu betrachten. So können Sie feststellen, ob die Höcker tatsächlich in einer Linie stehen oder nicht.

Vestibulär-palatinale Höckerabstände

Nun wird es richtig interessant. Wenn nun alle Höcker fertig sind, können diese über ihren Abstand zueinander überprüft werden – am besten mit dem Stechzirkel (Abb. 25). Dabei zeigt sich schnell, wie sorgfältig die vorangegangenen Punkte der Checkliste abgeprüft wurden.

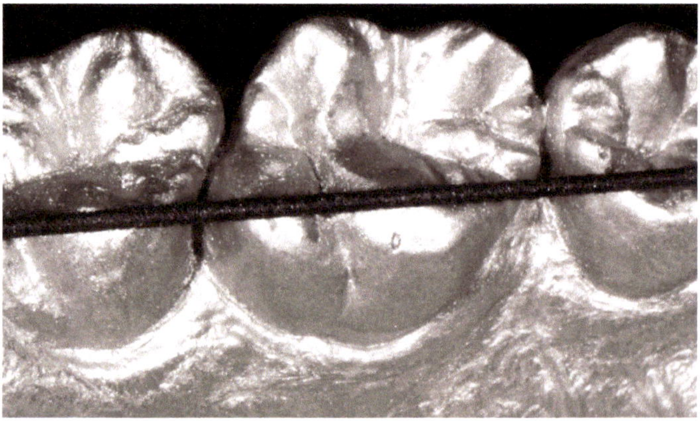

Abb. 24
Verbindungslinie der palatinalen Höckerspitze

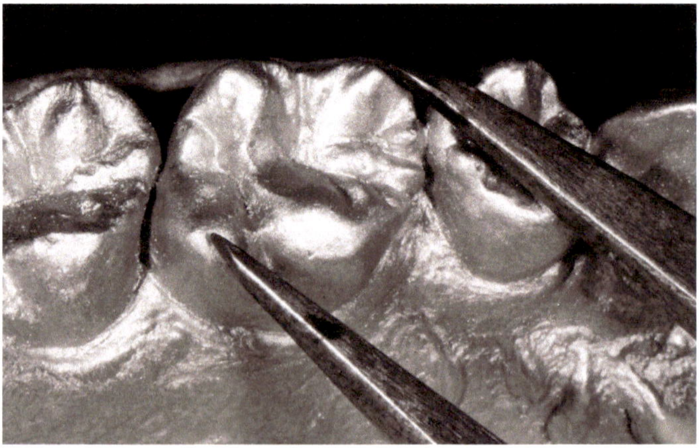

Abb. 25
Höckerabstände werden mit einem Stechzirkel überprüft

Vertikale Krümmung, vestibulär

Überprüft wird das Krümmungsmerkmal aus frontaler beziehungsweise dorsaler Richtung (Abb. 26 und 27). Durch dieses äußerst wichtige Merkmal wird verhindert, dass sich Speisebrei am Zahnhals unter das Zahnfleisch schiebt, was Ablagerung und damit Karies und Plaque zur Folge haben kann. Wird dieses Merkmal nicht beachtet, kann es zu solchen Situationen kommen (Abb. 28). Meist hat der Zahn in der Mitte der vestibulären Außenform eine Einziehung. Dies ist kein funktionelles Merkmal, bringt aber mehr Dynamik in die Außenform.

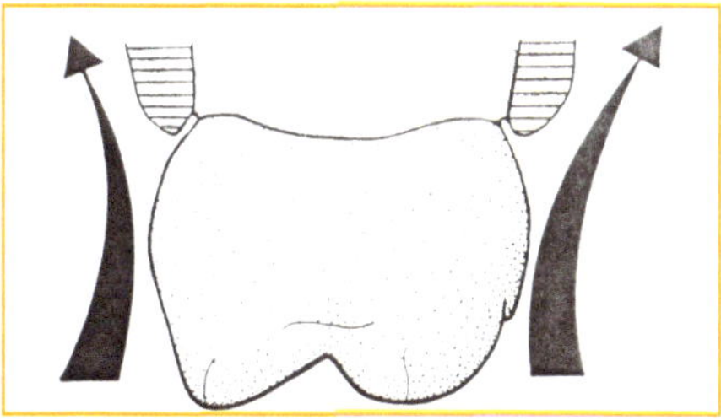

Abb. 26
Das vertikale Krümmungsmerkmal

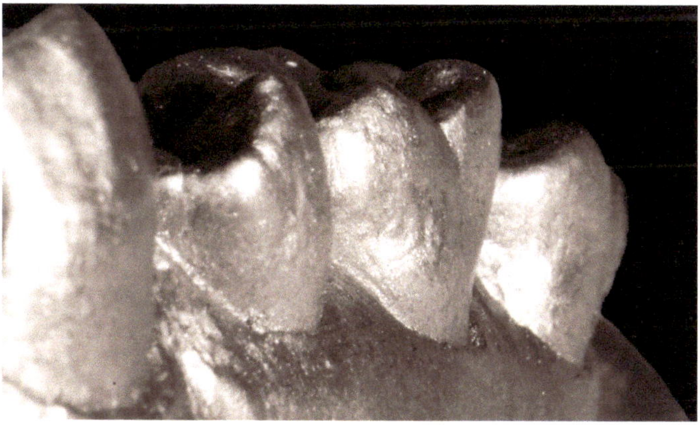

Abb. 27
Vertikale Krümmung der Zähne von frontal betrachtet

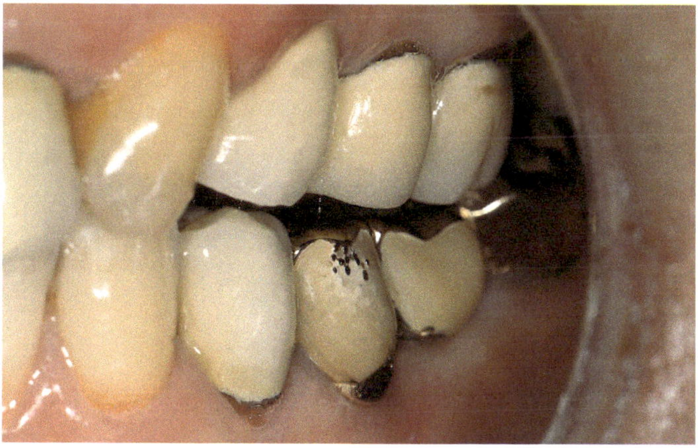

Abb. 28
Zahnfleischentzündung aufgrund falsch gestalteter Kronen

Vertikale Krümmung, oral

Auch oral gibt es das Krümmungsmerkmal. Dort ist es allerdings wesentlich weniger ausgeprägt. Es wird ebenfalls von frontal beziehungsweise dorsal überprüft (Abb. 29).

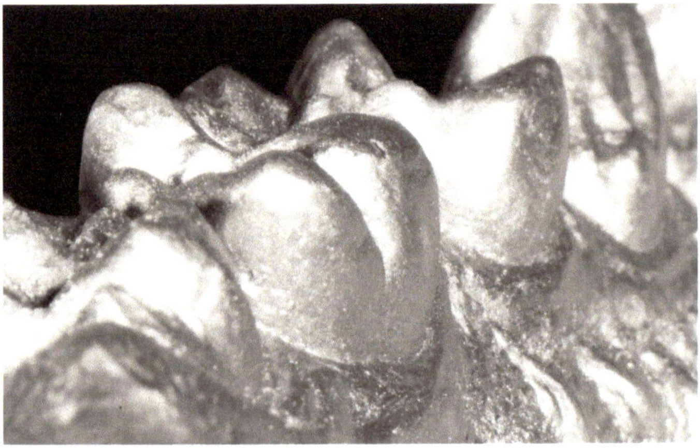

Abb. 29
Vertikale Krümmung der Zähne von oral betrachtet, weniger ausgeprägt

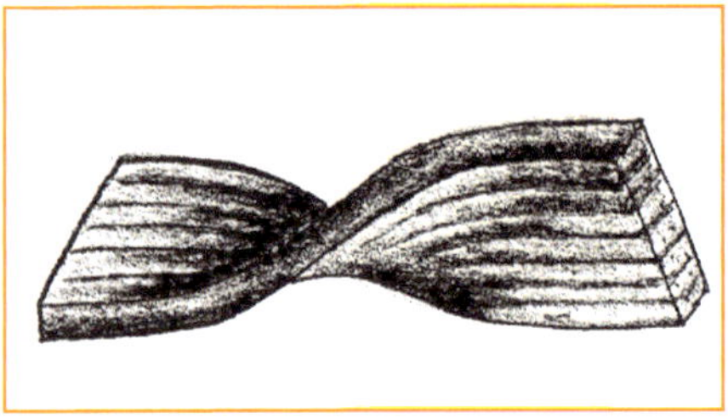

Abb. 30
Verlauf der Wurzeln schematisch dargestellt

Torsion

Dies ist wohl das eigentliche Geheimnis der natürlichen Zahnformen. Haben Sie einmal die Torsion an einem Zahn gesehen, werden Sie die Zähne in Zukunft mit anderen Augen betrachten. Eigentlich ist es lediglich die Drehung des Zahnes im Verlauf seiner Wurzel (Abb. 30). Die Wurzeln der einzelnen Zähne verlaufen deutlich nach distal. Durch diese Drehung wirkt der Zahn, als würde er tatsächlich aus dem Kieferkamm herauswachsen (Abb. 31 bis 33).

Abb. 30
Verlauf der Wurzeln schematisch dargestellt

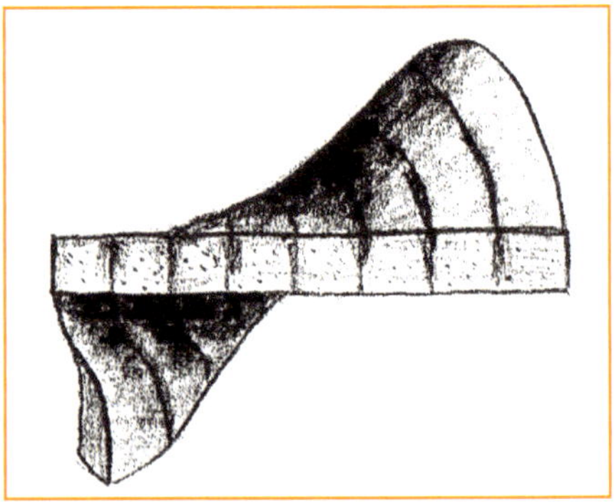

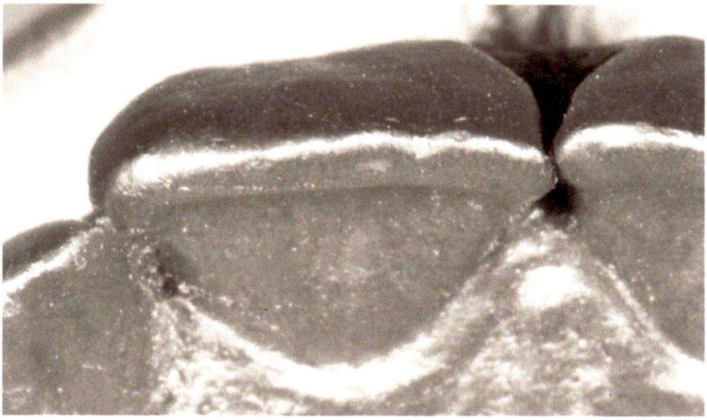

Abb. 31
Drehung des Zahnkörpers

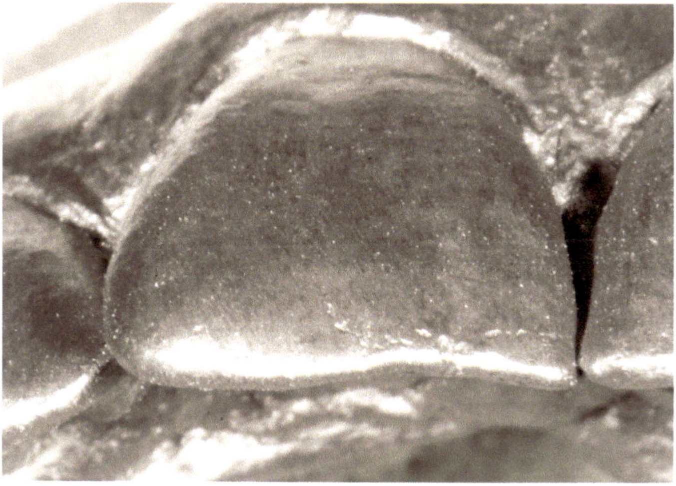

Abb. 33
Beispiel der Torsion an einem Schneidezahn

Fazit

Erst durch eine systematische Fehleranalyse wird das Lernen effizient. Eine solche Fehleranalyse wiederum lässt sich am besten über vorgegebene Checklisten realisieren. Sie verbessern so die Qualität ihrer Arbeiten und erhalten schneller die nötige Routine, um den Arbeitsalltag durchzustehen.

Kauflächengestaltung mit System

Der Zahntechniker an sich ist ja bekanntermaßen eine von ständiger Überarbeitung und neuen Herausforderungen verfolgte Spezies, was vor allem in den ersten Berufsjahren zur absoluten Überforderung führen kann. Nicht selten hängt der Berufsanfänger halt- und orientierungslos in der Luft, sein zahntechnisches „Erzeugnis" scheint ein einziger Kompromiss zu sein. Um diese äußerst unangenehme Daseinsform so schnell wie möglich ablegen zu können, wird hier ein Konzept vorgestellt, wie Lernprozesse angenehmer gestaltet und optimiert werden können.

Das AIV-Konzept

Im Laufe der Berufsausbildung und des darauf folgenden Arbeitsalltags findet eine stetige Weiterentwicklung unseres Wissens und Könnens statt. Die Lerngeschwindigkeit kann jedoch noch beschleunigt werden. Dabei spielen Intensität und Vielfalt die entscheidende Rolle.
Die Kunst ist es, sich ausdauernd, intensiv und vielfältig mit der Zahntechnik zu beschäftigen, ohne natürlich das Gesamtziel aus den Augen zu verlieren: die Freude am Beruf, der zufriedene Patient und Zahnarzt.
Was verbirgt sich hinter den Begriffen Ausdauer, Intensität, Vielfalt?

Ausdauer
Es ist noch kein Meister vom Himmel gefallen. Ein ätzender Spruch. Jeder Lernprozess benötigt Zeit. Geduld ist eine wichtige Eigenschaft, auf dem Weg zum Erfolg unerlässlich. Sich auch mal Durchbeißen und Motivationstiefs (Abb. 1 und 2) überwinden gehört einfach dazu. Je regelmäßiger und ausdauernder trainiert wird, um so besser werden die Ergebnisse.

Abb. 1 und 2
Zahntechnischer Alltag??

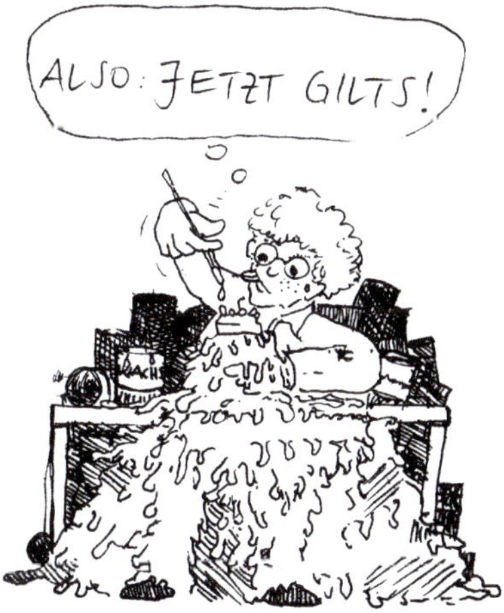

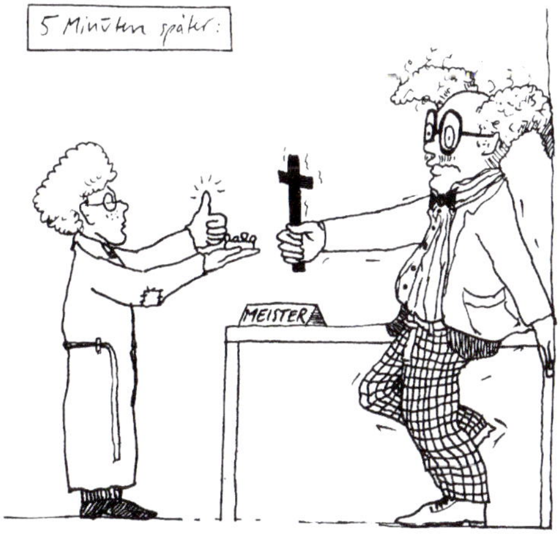

Intensität

Die volle Konzentration auf alle Faktoren, die bei einer bestimmten Tätigkeit berücksichtigt werden können. Es kommt nicht darauf an, wie viele Kronen Sie schon modelliert haben, sondern wie intensiv Sie sich dabei geschult haben. Wie detailliert wissen Sie über die Zähne Bescheid? Wie viele anatomische Details haben Sie beim Modellieren im Hinterkopf? Sind Sie sich Ihrer Fehler bewusst? Genaues Beobachten und ständiges Kontrollieren Ihrer Arbeiten über Checklisten sowie der Dialog mit Ihrem Ausbilder und mit Ihren Kollegen sollten selbstverständlich sein.

Vielfalt

Nur den ausgetrampelten Wegen folgen und nichts Neues ausprobieren, hemmt jede Entwicklung. Nur durch Abwechslung bleibt man motiviert und kann sich die Freude am Beruf erhalten. Denn sobald sich Langeweile einschleicht, nehmen Motivation und Intensität rasant ab. Ein Molar wird ein Molar bleiben. Allerdings kann man ihn unter Zuhilfenahme vielfältiger Betrachtungsmethoden und verschiedener Arbeitsmaterialien immer wieder neu entdecken.

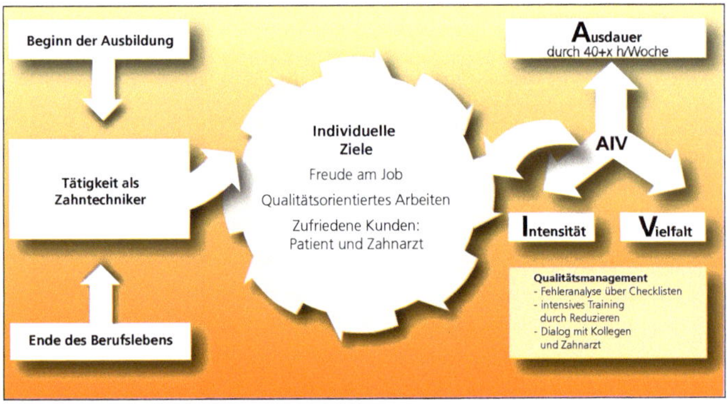

Abb. 3
Das AIV-Konzept

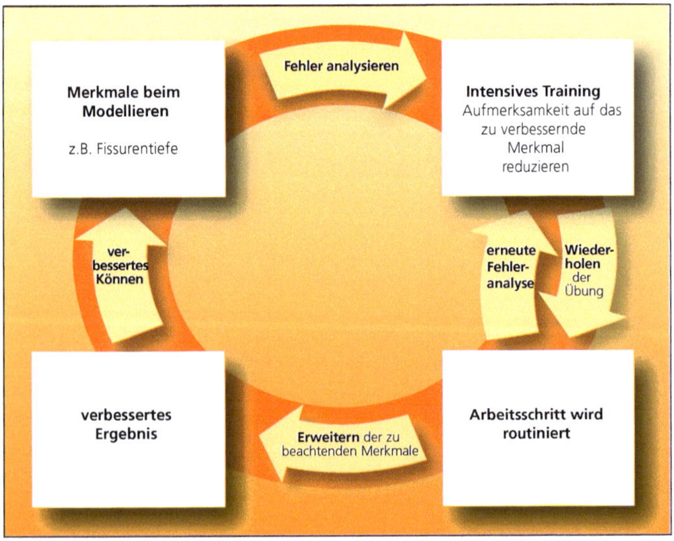

Merkmale beim Modellieren
z.B. Fissurentiefe
Fehler analysieren
Intensives Training
Aufmerksamkeit auf das zu verbessernde Merkmal reduzieren
erneute Fehler-analyse
Wieder-holen der Übung
Arbeitsschritt wird routiniert
Erweitern der zu beachtenden Merkmale
verbessertes Ergebnis
ver-bessertes Können

Abb. 4
Systematisches Üben

Übertragen auf die Zahntechnik bedeutet dies Folgendes: Wie in der Grafik (Abb. 3) aufgezeigt, verfügt der Zahntechniker mit seiner 40+x-Stunden-Woche über ausreichend Ausdauer. Intensität und Vielfalt jedoch müssen gesteuert werden. Um die Intensität und Vielfalt zu steigern, wird durch Fehleranalyse – zum Beispiel im Dialog mit Kollegen – das verbesserungswürdige Merkmal definiert. Die darauf folgende Übung wird dann auf dieses konkrete Merkmal reduziert.

Das Reduzieren

Viele zu beachtende Details bei einer bestimmten Tätigkeit führen leicht zu Verwirrung. Wurde der Fehler analysiert (Abb. 4), kann man intensiv üben, indem man die Menge der Merkmale reduziert. Das bedeutet, dass nicht nur ganze Kauflächen, sondern auch mal nur Segmente aufgewachst werden (s. Kap. 4, S. 19 f.) oder dass eben nur der Umgang mit dem Material Wachs geübt wird. Durch dieses intensive Üben wird der einzelne Arbeitsschritt schneller automatisiert. Einst schwierige Arbeitsgänge gehen dann leichter von der Hand. Je mehr Wissen und Können automatisiert wurde, umso leichter lässt sich Neues erlernen.
Maximale Intensität erreicht man, indem man sich beim Modellieren auf das Arbeitsmaterial reduziert, ohne dabei an Zähne denken zu müssen.

Wachsspielereien

Die folgenden Bilder zeigen Wachsspielereien (Abb. 5 und 6), die durch ihre Einfachheit genügend Raum bieten, um äußerst intensiv zu üben. Die Schwierigkeit beim Turm in Abbildung 5 ist, ihn so regelmäßig wie möglich aufzuwachsen. Die Wachstemperatur immer exakt gleich zu halten, ist vor allem beim Arbeiten mit dem Bunsenbrenner sehr schwierig. Unterschiedliche Verarbeitungstemperaturen sind beim Turmaufbau gut sichtbar. Man lernt dabei, wie auch beim

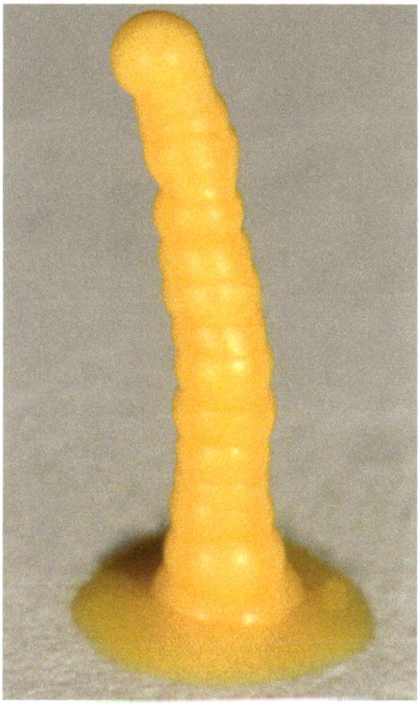

Abb. 5
Geschicklichkeitstraining

Abb. 6
Wachsspielereien

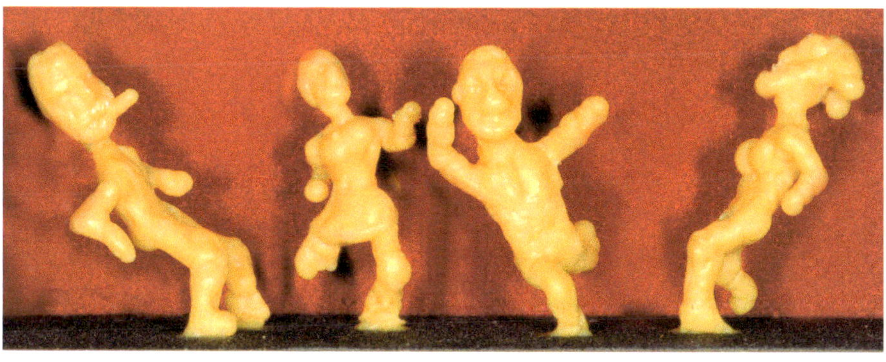

Schneemann bauen (Abb. 7), das Erstarrungsverhalten des Wachses gut kennen. Abbildung 8 zeigt den Versuch, eine maximal dünne Wachsfahne zu modellieren. Begrenzt wird dieses Vorhaben durch Adhäsionskräfte (= Anhangkräfte zwischen zwei Stoffen) des Wachses und des Metalls der Sonde.

Miniaturköpfe aufzuwachsen erweitert ebenfalls das Materialgefühl (Abb. 9). Unter dem Mikroskop lassen sich feinste Gesichtszüge konturieren. In Abbildung 10 habe ich an einen senkrechten Turm einen waagerechten Turm angewachst. Erstaunlich, dass diese dünne Verbindungsstelle (Abb. 11) den Hebel aushält.

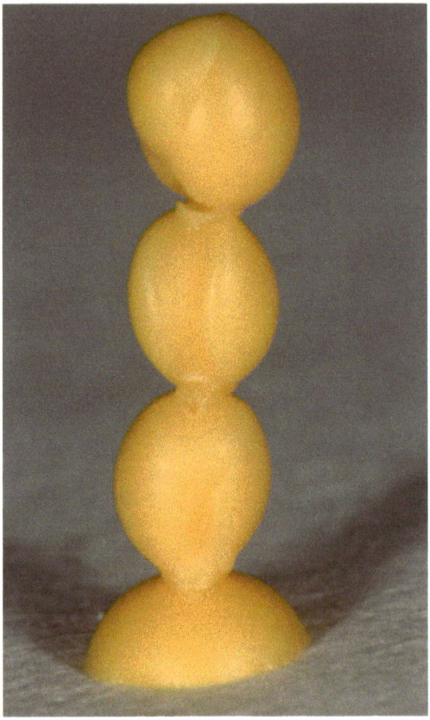

Abb. 7
Geschicklichkeitstraining, so lernt man das Erstarrungsverhalten des Wachses kennen

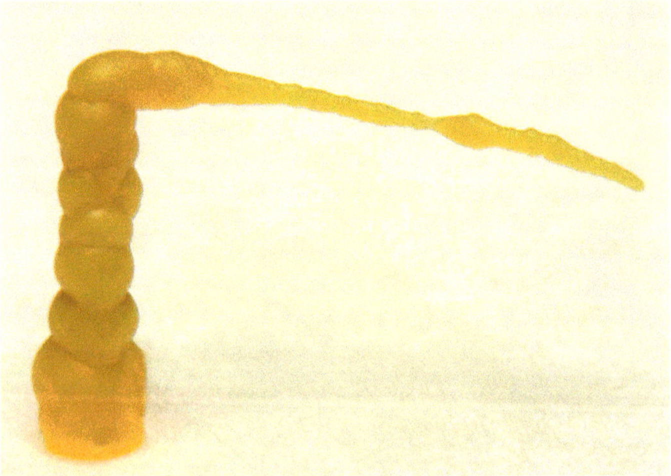

Abb. 8
Hauchdünne Wachsfahne

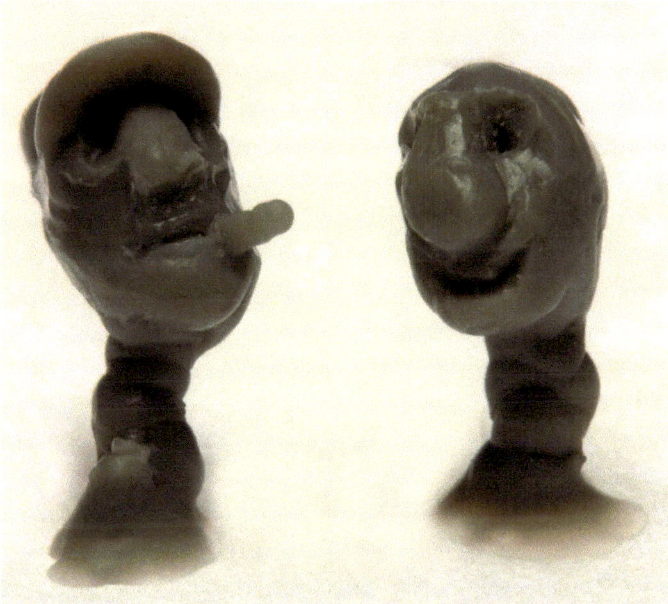

Abb. 9
Freakshow

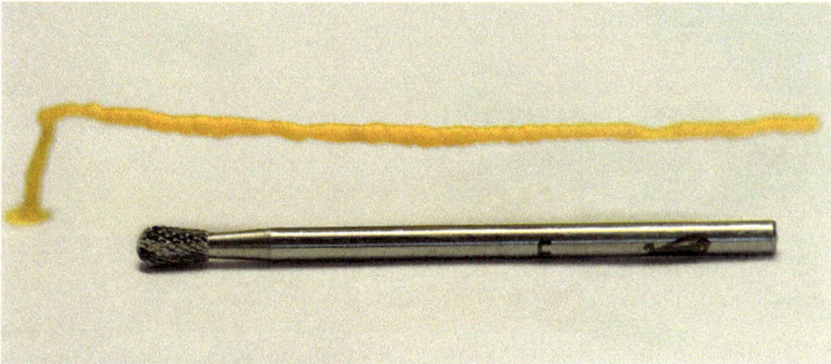

Abb. 10
Erstaunlich, welchen Belastungen Wachs standhält

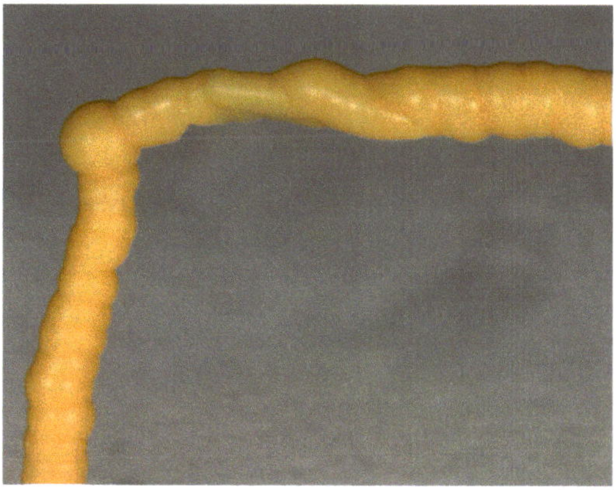

Abb. 11
Trotz dünner Verbindungsstelle bricht der Arm nicht ab

Reproduktion

Durch das Reduzieren auf nur einen Faktor arbeitet man intensiver, jedoch ist es schwieriger, dabei konzentriert zu bleiben. Mit ein wenig Abwechslung durch verschiedene Übungen bleibt die Konzentration länger erhalten. Mit Vielfalt im AIV-Konzept ist die Andersartigkeit der verschiedenen Übungen gemeint. Die Vielfalt zeichnet sich also nicht nur dadurch aus, dass Sie viele verschiedene Übungen machen, sondern auch, dass Sie Übungen machen, die eine andere Betrachtungsperspektive ermöglichen oder ein anderes

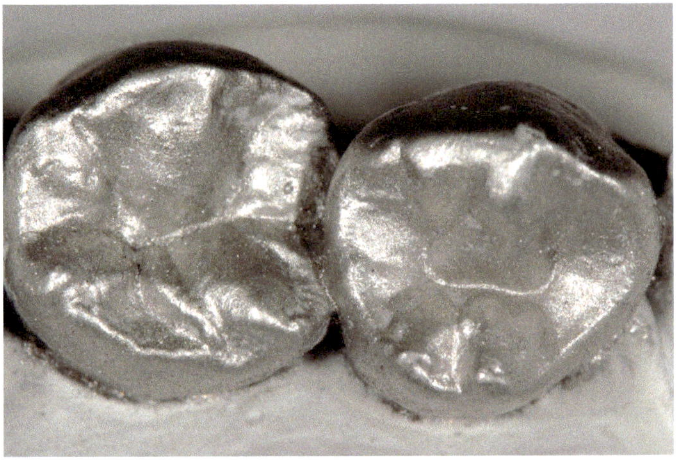

Abb. 12 bis 14 Dimensionsvergrößerung

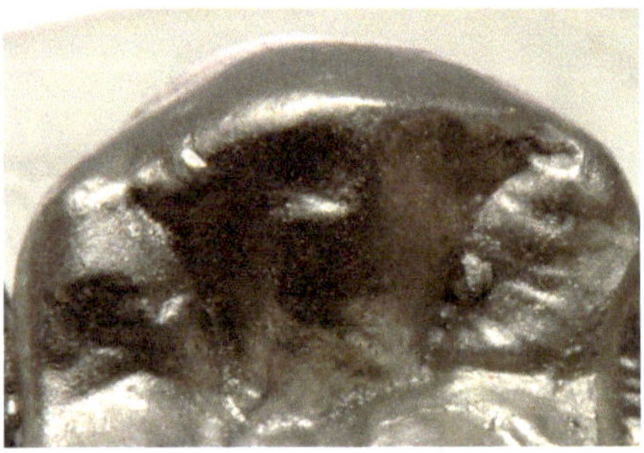

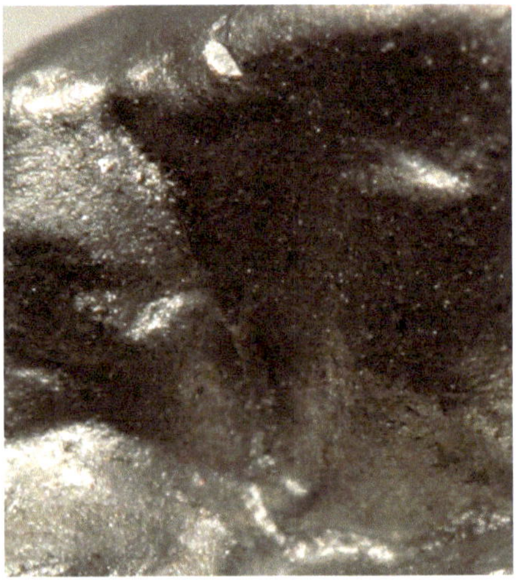

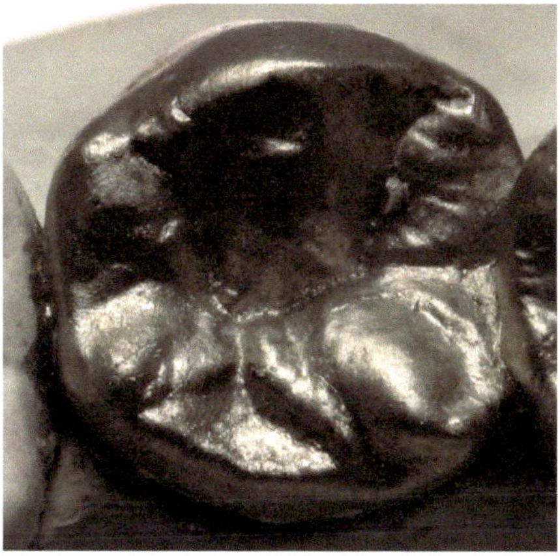

Abb. 15
Kein Detail bleibt verborgen, dank Silberpuder

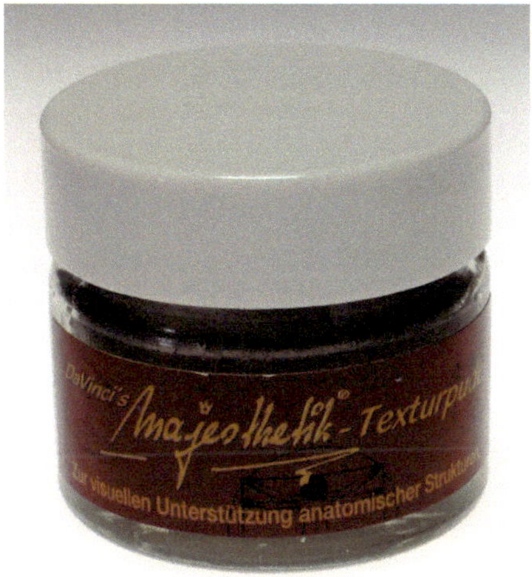

Abb. 16
Silberpuder von picodent

Material erfordern. Aus diesem Grund lohnt es sich, natürliche Kauflächen unter dem Mikroskop zu betrachten.
Durch das Mikroskop betrachtet erhält der Zahn eine völlig andere Dimension (Abb. 12 bis 15).
Bisher unbekannte Feinheiten werden dabei sehr gut sichtbar. Um die anatomischen Strukturen deutlicher zu visualisieren, sind die Kronen mit Silberpuder (picodent, Abb. 16) bestrichen. Wie effektiv das Bepinseln mit Silberpuder ist, zeigt zum Beispiel der Vergleich zwischen den Abbildungen 20 und 15. In Abbildung 20 sind wesentlich weniger Strukturen sichtbar als in Abbildung 15.
Ztm. Polz hat einige tausend Zähne auf deren Fissurentiefe hin untersucht (Abb.17). Diese Skizze ist das Ergebnis seiner Untersuchungen. Der Vergleich zwischen den Ergebnissen von Ztm. Polz und der Kaufläche, mit der Sie sich gerade beschäftigen, bringt einen optimierten Wissenszuwachs. Zähne einfach nur „anzustarren“ ist weniger effektiv. Durch den Vergleich wird die Betrachtung intensiver. Es bleibt mehr hängen.

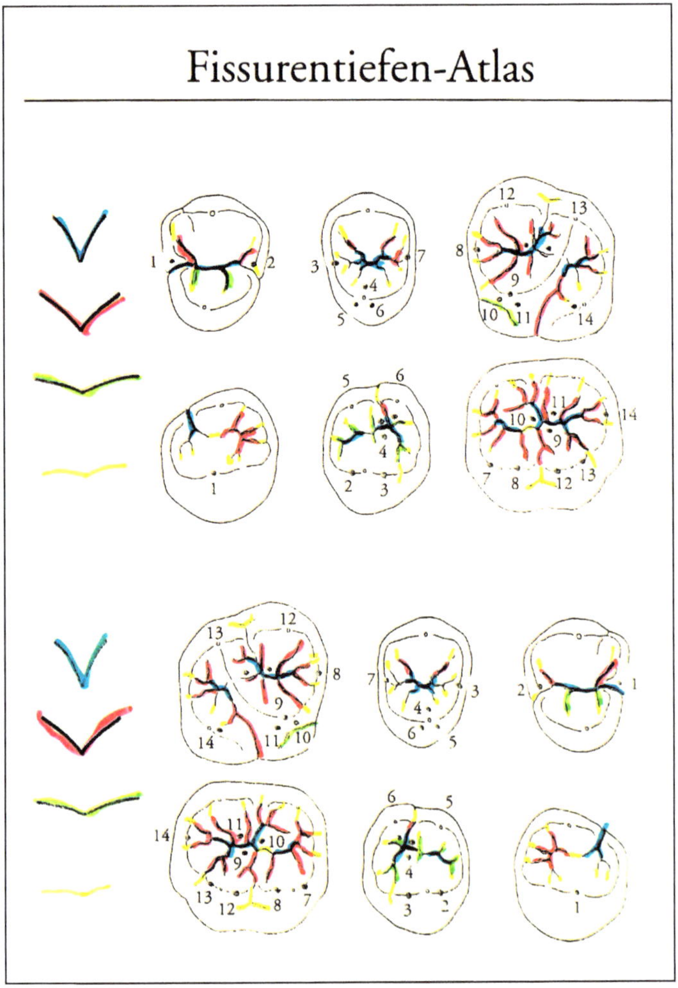

Abb. 17
Fissurentiefenatlas
von Ztm. Polz

Imaginäre Gipfel

Die Abbildungen 18 und 19 stammen alle aus dem Relief eines Prämolaren (5er). In dieser Größe und mit solch sichtbaren Strukturen Kauflächen zu betrachten, ist beeindruckend und eine sehr intensive Möglichkeit, Zahnformen zu verinnerlichen. Versuchen Sie, beim Betrachten der Bilder mehr zu sehen als ein chaotisches Auf und Ab der Höcker und Fissuren. Zum Beispiel ein Bergmassiv, in dem Sie imaginär herumklettern, um die Höckerspitze zu erreichen. Gehen Sie unter dem Stereomikroskop auf Entdeckungsreise!
Über manche Interpretationen lässt sich natürlich streiten, jedoch hat mich eine Sache an diesen Bildern besonders fasziniert: Die Fissuren dieses 5ers sind sehr filigran gestaltet, sie wirken in ihrer Gesamtheit jedoch wie ausgeschwemmte Täler. Die Fissuren in der Abbildung 18 zeigen besonders harmonische Übergänge zu den Höckern. Es gibt kaum scharfkantige Fissuren.

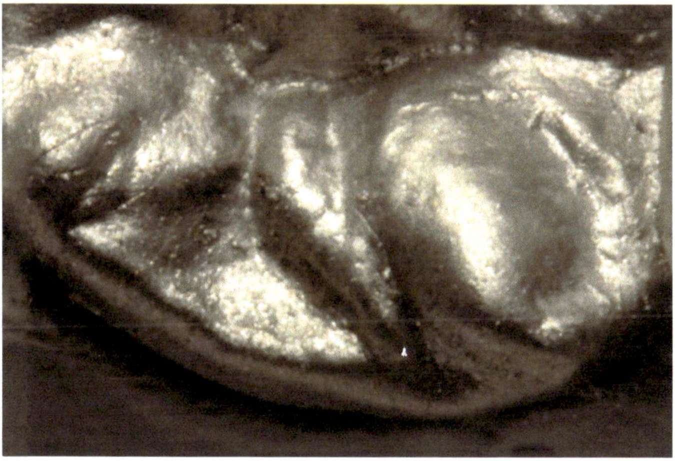

Abb. 18
Weiche Übergänge der Fissuren

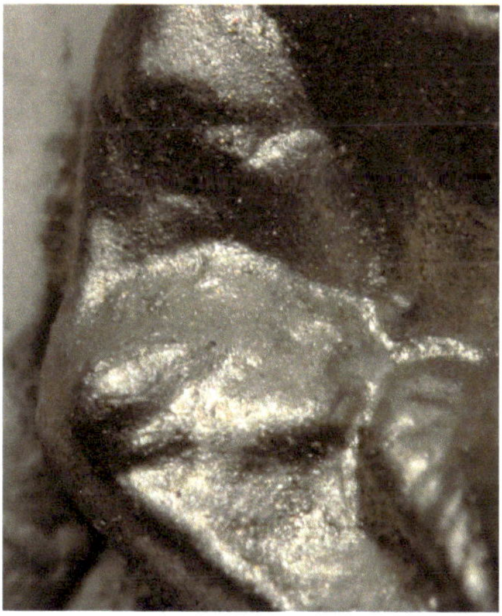

Dies jedoch in Wachs umzusetzen, ist sehr schwierig. Weswegen dieses besondere Merkmal im Alltag und bei der Betrachtung mit dem bloßen Auge nicht auffällt, hängt mit der Lichtquelle zusammen. Durch das normale Tageslicht entstehen Schattierungen auf der Kaufläche. Unter dem Mikroskop erhalten Sie kaum Schattierungen, da durch eine nahe und zentrale Lichtquelle alle Stellen ausgeleuchtet werden.

Abb. 19
Skurrile Berglandschaft

Wenn Sie dann die neu erworbenen Kenntnisse in die Praxis umsetzen wollen, empfiehlt es sich, nicht eine ganze Krone aufzuwachsen, sondern es bei der Kaufläche zu belassen (Abb. 20). Somit reduzieren Sie die zu beachtenden Merkmale (Abb. 21) und intensivieren Ihren Aufgabenbereich. Auf den Abbildungen 22 und 23 fällt die übertriebene, unnatürliche Fissurentiefe sofort ins Auge. Mit einem Fissurenkratzer habe ich die Fissur in Längsrichtung bearbeitet. Dem Fissurenverlauf mit einem Instrument zu folgen um ihn klarer zu konturieren, funktioniert nicht so richtig. Wesentlich sinnvoller ist es, die Fissur zur Höckerspitze hinauszustreichen, also aus der Fissur heraus in Richtung Höckerspitze (Abb. 23). Dies glättet das Wachs und macht die Übergänge natürlicher und weicher. Scharfkantige Fissuren kommen sehr selten vor und machen auch bei Zahnersatz keinen Sinn.

In diesem Zusammenhang ist es ebenfalls interessant, einmal das Wachs unter dem Mikroskop aufzutragen (Abb. 24). Dabei sieht man sehr gut, wie weit die umliegenden Wachsschichten erwärmt werden. Man kann sozusagen die physikalischen Grenzen der Wachsverarbeitung ausreizen. Zudem sieht man unter dem Mikroskop besonders gut, wie weit man von der natürlichen Kaufläche entfernt sein kann, auch wenn die Kaufläche mit dem bloßen Auge ganz passabel wirkt.

Fazit

Das Lernkonzept AIV ist keine Hau-Ruck-Lösung, um Ihr Können zu steigern, doch meine ich, dass Sie mit diesem System langfristig nicht nur Ihre Ergebnisse verbessern, sondern sich auch die Motivation und Freude am Beruf erhalten können.

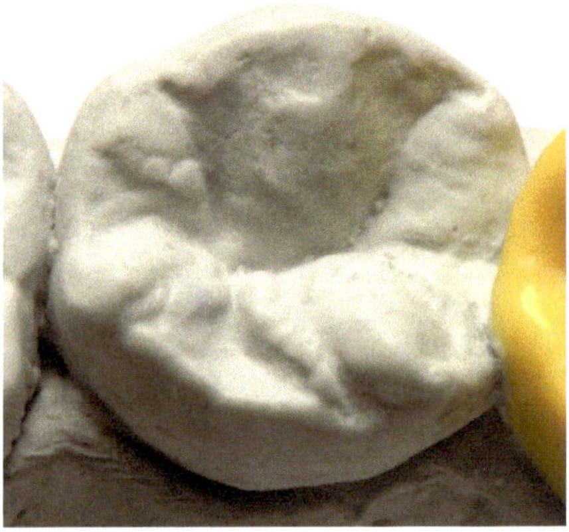

Abb. 20 Kaufläche des 5ers ohne Silberpuder

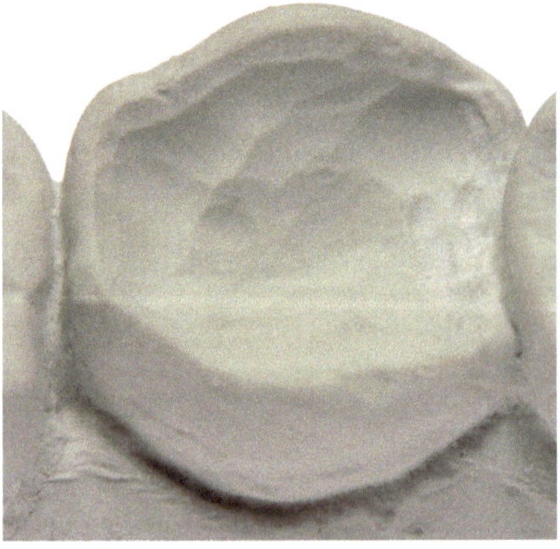

Abb. 21 Zum Segment präparierter Fünfer

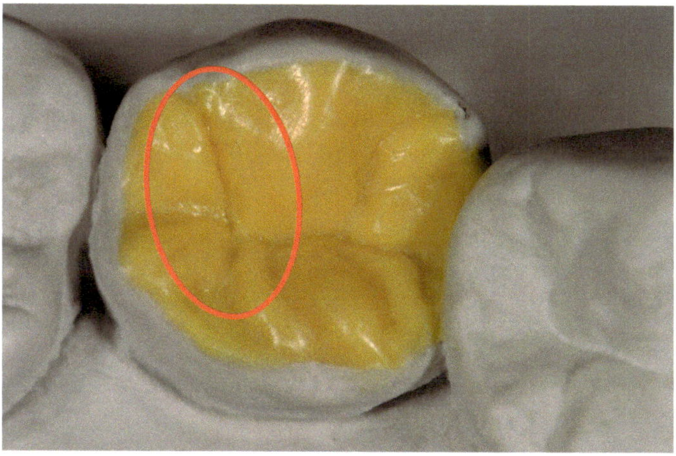

Abb. 22
Unnatürliche Fissurentiefe – für Zahnersatz nicht geeignet

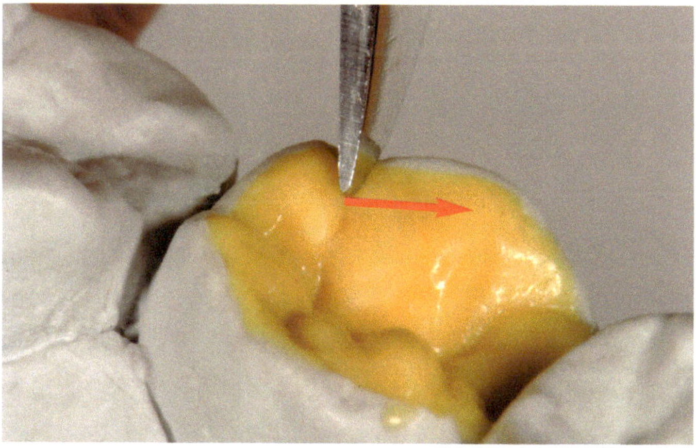

Abb. 23
Die Fissur nicht der Länge nach, sondern aus ihr heraus in Richtung Höckerspitze nachkonturieren

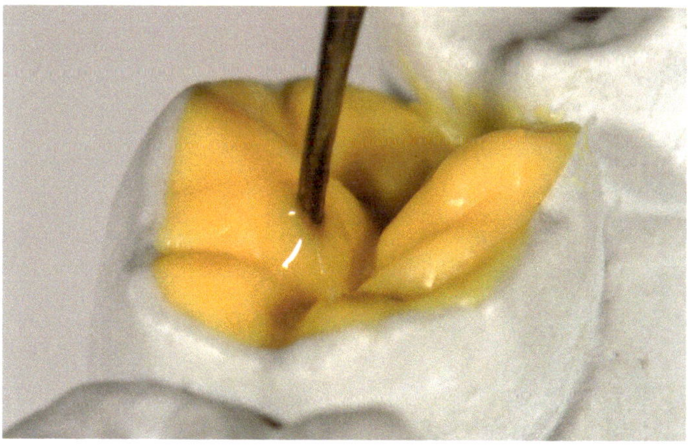

Abb. 24
Welcher Bereich verflüssigt sich um die heiße Sonde?

Faszination Frontzähne

Das Modellieren von Frontzähnen, vor allem im Oberkiefer, ist sicherlich eine der anspruchsvollsten Aufgaben im Alltag eines werdenden Zahntechnikers. Worauf man dabei achten muss, wird in diesem Kapitel anschaulich erklärt.

In den meisten Labors wird ein Azubi eher selten mit dem Thema Frontzähne konfrontiert. Diese Arbeiten erfordern sehr viel Wissen und Erfahrung. Einige Wenige haben vielleicht zum Ende ihrer Lehre hin die Chance, eine Frontzahnkrone herzustellen. Dennoch ist es lohnenswert, sich so früh wie möglich mit dieser Aufgabe zu beschäftigen, weil ein großer Anteil des benötigten Know-hows beim Patienten selbst zu finden ist (Abb. 1). Und gerade diese Nähe zum Patienten fördert hohe Motivation und Konzentration.

Welche Bedeutung Frontzähne besonders im Oberkiefer einnehmen, ist wahrscheinlich jedem klar. Es ist beeindruckend, wie sehr die Frontzähne den gesamten Ausdruck eines Gesichts bestimmen. Deshalb erfordert die Herstellung von Frontzahnkronen, dass wesentliche Anforderungen an Funktion, Ästhetik und Natur erfüllt und optimal auf einander abgestimmt sind (Abb. 2).

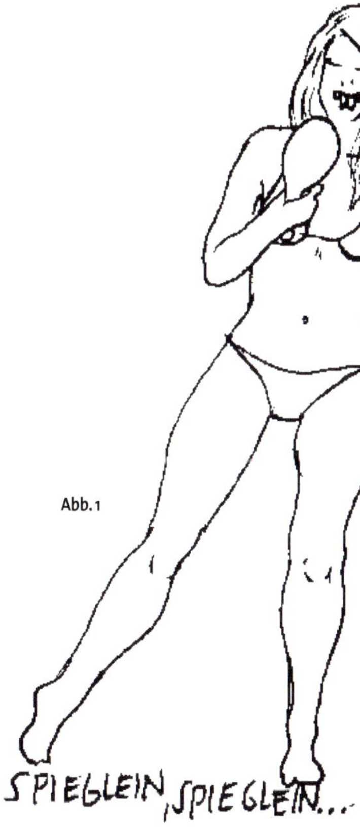

Abb. 1

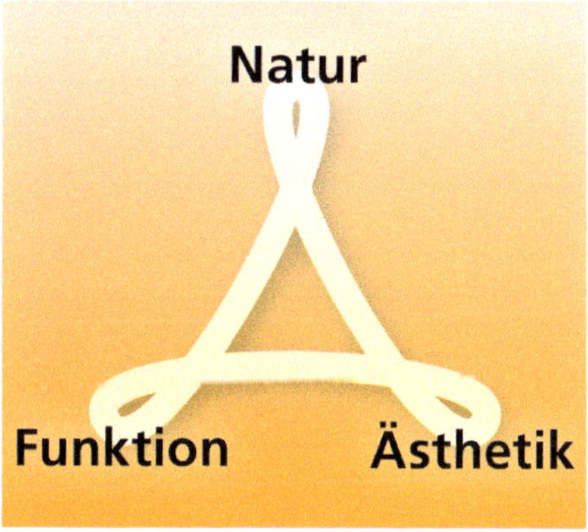

Abb. 2
Funktion, Ästhetik und Natur müssen aufeinander abgestimmt werden

Funktion

Frontzahnkronen müssen funktional sein. Sie dürfen auf keinen Fall Folgeerkrankungen wie beispielsweise Kiefergelenkschmerzen verursachen. Zudem sollten sie so langlebig wie möglich sein. Ein Beispiel (Abb. 3 und 4): Nehmen wir an, die 22-jährige Patientin benötigt zwei Frontzahnkronen auf 11 und 21. Aufgrund ihres tiefen Bisses müssen die beiden Kronen inzisal in leichter Protrusion stehen, um weiterhin eine funktionierende Frontzahnführung zu gewährleisten.

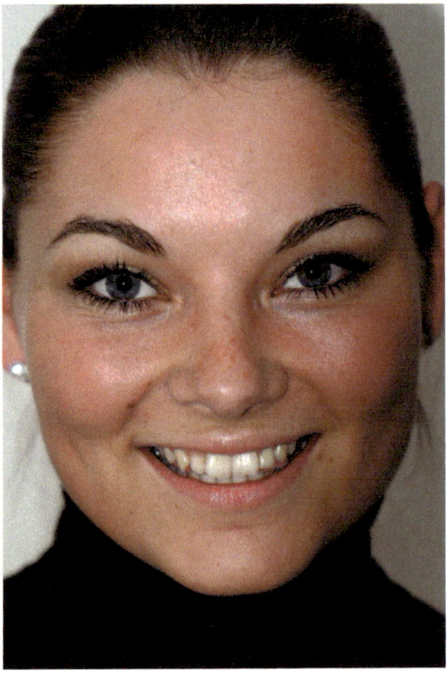

Abb. 3 und 4
22-jährige Patientin mit verschachtelten Frontzähnen

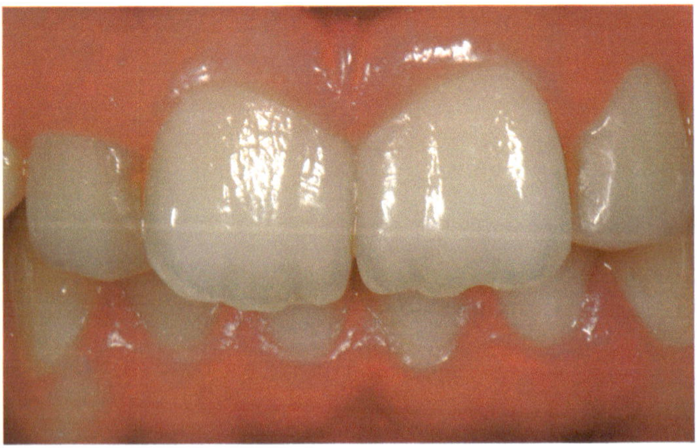

Ästhetik

Gerade im Frontzahnbereich spielt die Ästhetik eine besonders große Rolle. Da Patient, Zahnarzt und Zahntechniker oft unterschiedliches ästhetisches Empfinden haben, sollte das künftige Aussehen der Kronen mit allen Beteiligen besprochen werden.

Würde die Patientin in Abbildung 5 ebenfalls zwei Kronen auf 11 und 21 benötigen, so stellt sich die Frage, ob das Diastema geschlossen oder beibehalten werden soll (Abb. 6). Die Antwort erfordert eine gemeinsame Klärung. Würde das Diastema geschlossen, könnte dies zu einem unnatürlichen Verhältnis zwischen der Breite der Einser und der Zweier führen. Mit einem Planungsmodell (Wax-up) kann dies entschieden werden.

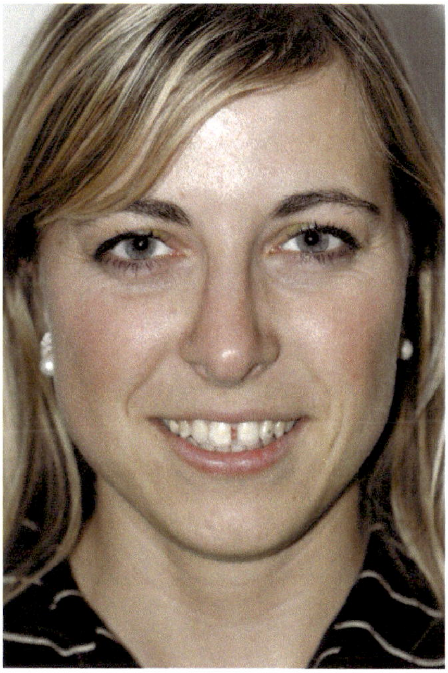

Abb. 5 und 6
27-jährige Patientin mit Diastema

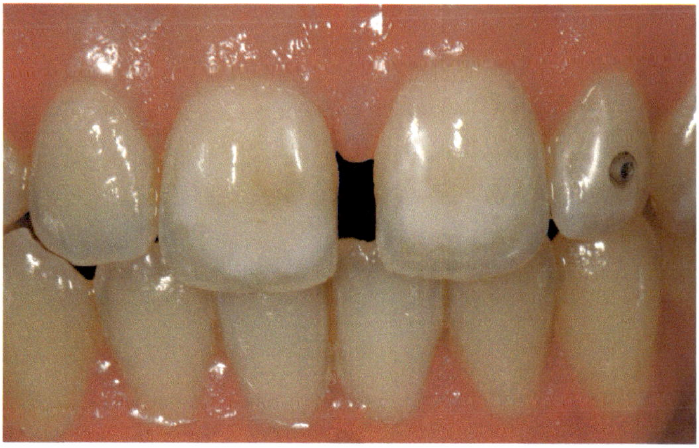

Natur

Die Gesetze der Natur zu ignorieren würde zwangsläufig zu einem unnatürlichen Zahnersatz führen. Damit ist zum Beispiel der natürliche Alterungsprozess der Zähne gemeint. Würde die 45-jährige Patientin zwei Frontkronen benötigen (Abb. 7 und 8), sollte der Alterungsprozess der Restzähne beachtet werden. Die Kronen sollten auf jeden Fall sehr farbintensiv gestaltet werden, mit einer abrasiven Schneidekante und eventuell mit Schmelzrissen.

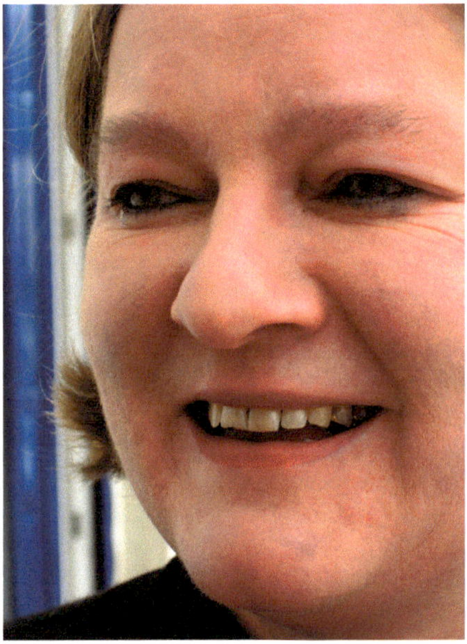

Abb. 7 und 8
45-jährige Patientin mit natürlicher Abrasion und altersbedingten Veränderungen wie Schmelzrissen

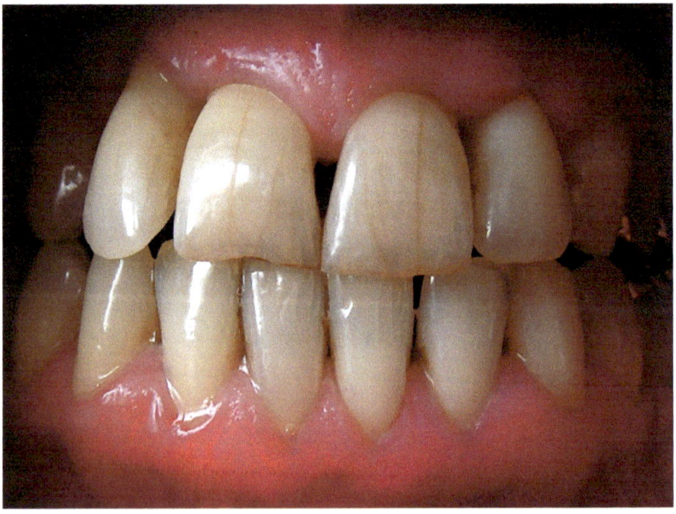

Natur und Ästhetik

In Abbildung 9 ist das Modell einer Front zu sehen, welche einen schrägen 1er aufweist, der zudem etwas über dem linken 1er steht. Der Zahn 11

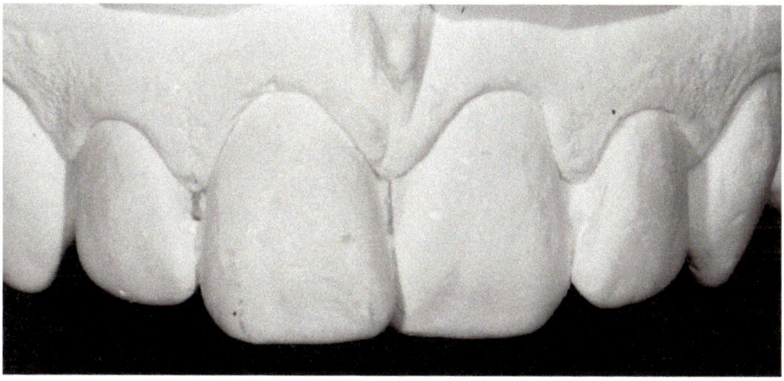

Abb. 9
Natürliche Front mit schrägem 1er

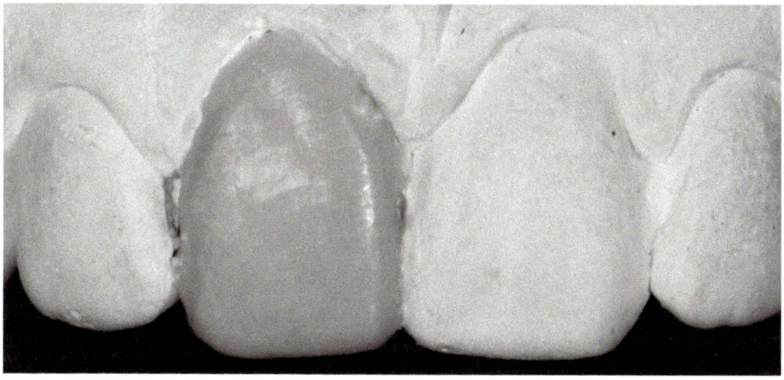

Abb. 10
Im Wax-up wurde der schräge Zahn in die Reihe integriert. So wäre er zu schmal

soll nun ersetzt werden. Das ästhetische Empfinden der Patientin verlangt eine Versorgung, welche den Zahn symmetrisch in die Reihe eingliedert. Das würde eine schmalere Krone ergeben, die neben ihrem Nachbarn 21 unnatürlich wirken würde (Abb. 10). Diese Diskrepanz, die sich durch die Prämissen Natur und Ästhetik ergeben, bedürfen einer gemeinsamen Diskussion und Entscheidung.

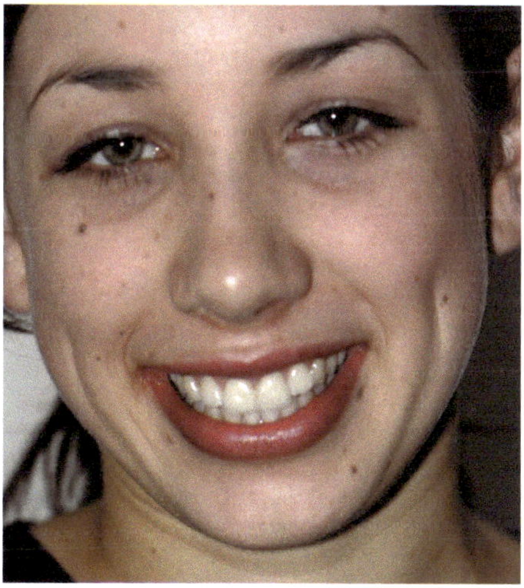

Abb. 11
Zufriedene Patientin mit zwei Veneers. Wer würde hier Zahnersatz vermuten?

Die Beispiele zeigen, welche Aufgaben an eine perfekte Frontzahnarbeit geknüpft sind, damit das Ergebnis den Anforderungen aller Beteiligten gerecht werden kann. Bei der 23-jährigen Patientin auf Abbildung 11 wurde dieses Ziel erreicht. Sie erhielt Veneers auf 11 und 21. Um ein solches Ergebnis zu erzielen, war die interdisziplinäre Arbeit unablässig. Ein Mehraufwand, der durch das Ergebnis gerechtfertigt wird. Wenn die Rahmenbedingungen der Versorgung klar definiert wurden, so beginnt für den Zahntechniker die eigentliche Arbeit im Labor. In den folgenden Abschnitten sind entscheidende Punkte für ein sorgfältiges Arbeiten zusammengestellt.

Optische Täuschung

Erste Fehler können sich schon in der Arbeitsvorbereitung einschleichen. Auf dem Modell in Abbildung 12 soll eine Interims-Versorgung angefertigt werden. Da der Sockel schief getrimmt wurde, fällt es schwer, den korrekten Verlauf der Kauebene zu erkennen. Der Abdruck hat einen weiteren Fehler: Im zweiten Quadranten ist immer weniger Zahnfleisch sichtbar, was auf einen unsachgemäßen Abdruck hindeutet. Wer sich dieser kleinen Fallen nicht bewusst ist, läuft Gefahr, den Zahnersatz zu kurz zu gestalten. Die Abbildung 13 stellt diese Problematik schematisch dar.

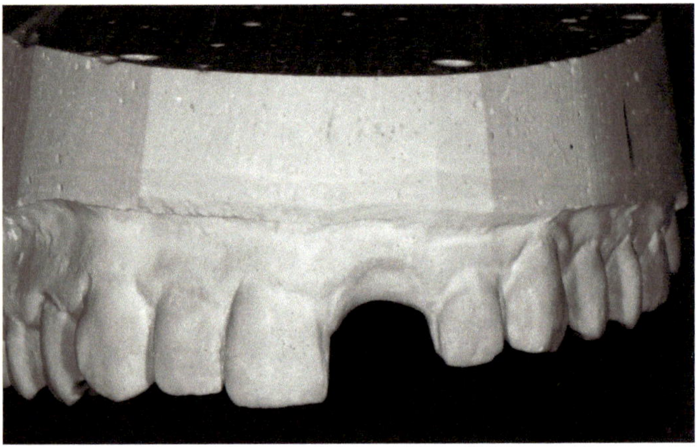

Abb. 12 Schief getrimmtes Modell und ungleichmäßige Abdrucknahme kann die Wahrnehmung beeinträchtigen

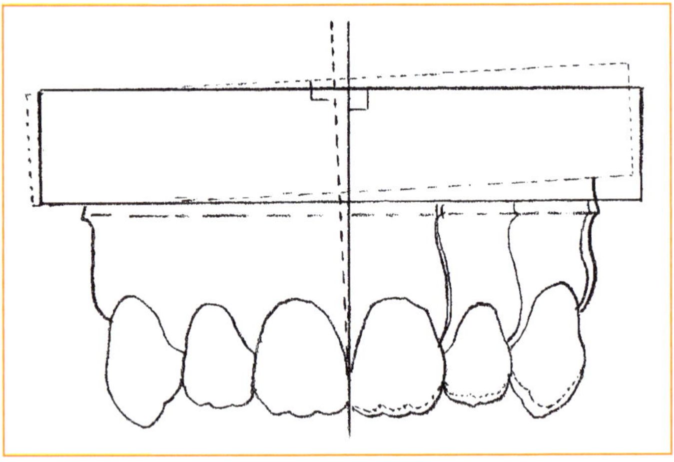

Abb. 13 Bei einem schief getrimmten Sockel wird die tatsächliche Zahnlänge falsch eingeschätzt

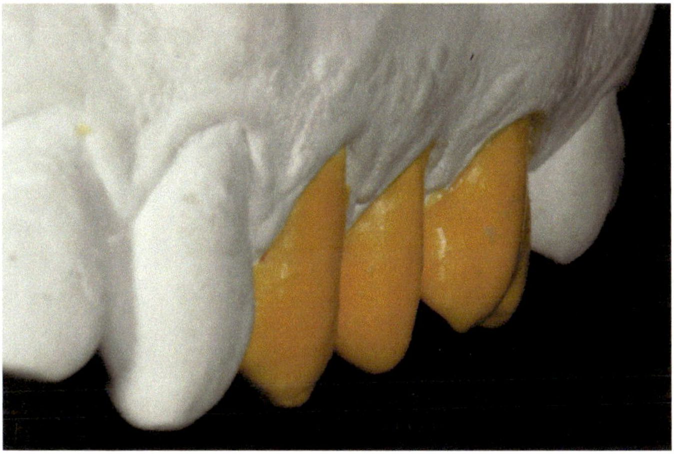

Abb. 14
Bei der Brücke von frontal betrachtet fällt nicht auf, ...

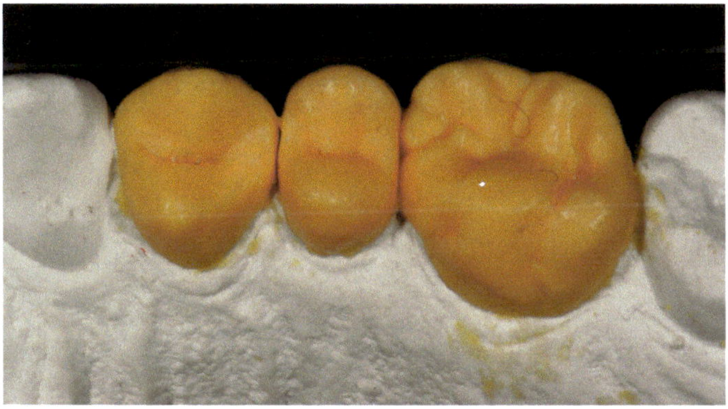

Abb. 15
... dass der 5er eigentlich nur halb so groß ist wie die anderen Zähne

Das Wissen über optische Täuschungen hilft entscheidend, hochwertigen Zahnersatz herzustellen. Diese Kenntnisse kann man sich beispielsweise in schwierigen Situationen zunutze machen, um Eindrücke entstehen zu lassen, die über Tatsachen hinweg täuschen. Die Abbildung 14 zeigt das Modell einer Zahnreihe von frontal, bei der die Zähne von 24 bis 26 mit einer Brücke versorgt wurden. Von okklusal erkennt man, dass es sich bei dem 5er eigentlich nur um einen halben Zahn handelt (Abb. 15). Da bei Seitenzähnen aus frontaler Sicht nur die mesiale Leiste sichtbar ist, wirkt er wie ein natürlich breiter Zahn.

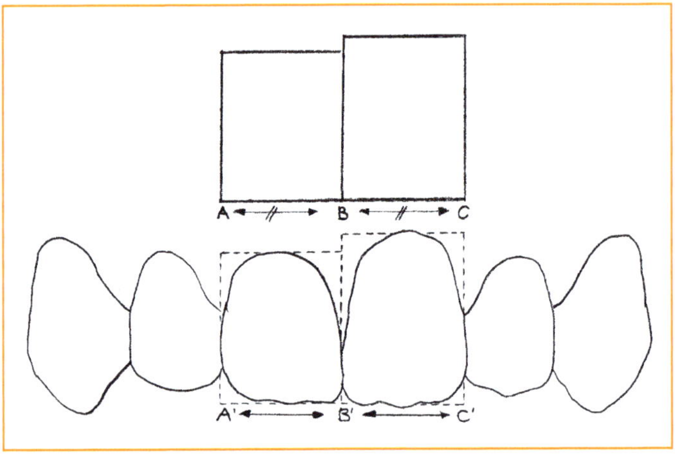

Abb. 16
Die Skizze zeigt, ...

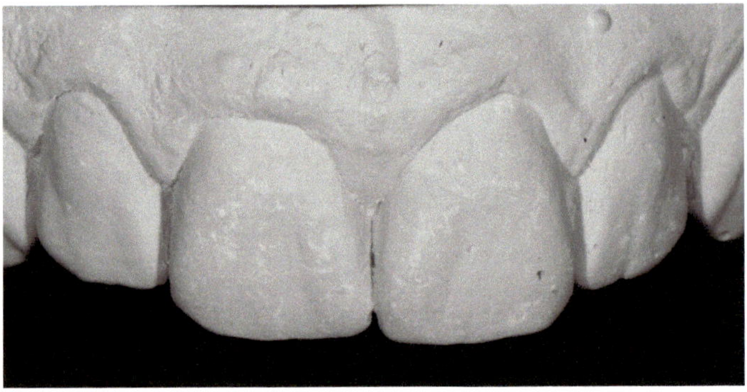

Abb. 17
... dass durch unregelmäßigen Verlauf des Zahnfleisches die Kronenbreite oft falsch eingeschätzt wird

Ein weiteres Beispiel für eine optische Täuschung bei der Kronenkontur zeigt Abbildung 16. Vergleicht man zwei Rechtecke mit gleicher Breite, erscheint das Höhere schmäler. Ebenso wirken bei der Front auf Abbildung 17 die Kronen unterschiedlich breit. Das Zahnfleisch an Zahn 21 beschreibt einen höheren Bogen und lässt so den Zahn länger erscheinen. Der Zahn 11 wirkt somit breiter als 21. Sollte nun der Zahn 11 ersetzt werden, so ist der Techniker versucht, die Krone schmaler zu machen. Das Ergebnis sind zwei unterschiedlich breite Kronen.

Approximaler Interdentalausschnitt

Die Beleuchtung am Arbeitsplatz kann das Arbeitsergebnis erheblich beeinflussen. Ungünstige Schattenwirkung lässt die Breite und den approximalen Interdentalausschnitt des sichtbaren Teils anders erscheinen. Die Krone wirkt größer oder kleiner (Abb. 18). In Abbildung 19 wurde eine Front unter Seitenlicht fotografiert. Die Frontzähne wirken eindeutig unterschiedlich lang.
Um dem Trugbildern durch Schatten beizukommen, sollte die Lichtquelle am Arbeitsplatz direkt über dem Kopf des Technikers montiert sein. Auch sollte der Auszubildende seinen Blickwinkel auf die Arbeit so oft wie möglich verändern.

Besonders die Gestaltung des approximalen Interdentalraums verleiht einer Brücke oder Krone die natürliche Wirkung. Die ersten Hinweise, wie man einen Frontzahn modelliert, geben meist die Leisten als Orientierung an. Das ist richtig und wichtig. Denn der Zahn besteht aus einer Ansammlung von Erhebungen, die sich zu Leisten verbinden. Durch die präzise Ausformung der Leisten bilden sich die Vertiefungen von selbst.
Neben der korrekten Modellation der Leisten ist die Gestaltung des Interdentalraums entscheidend. Zwar befinden sich 40 Prozent der Zahnflächen approximal, doch sind die approximalen Übergangsflächen bei einem vollbezahnten Kiefer nur eingeschränkt sichtbar (Abb. 20). Ein Grund, weswegen den meisten Technikern diese Flächen nur wenig bekannt sind. Beim Modellieren sind neben den Leisten vor allem auch die Übergänge von den Leisten in die Approximalräume entscheidend. Anhand der Abbildungen 21 bis 24 wird dies als Schema und am Beispiel natürlicher Zähne aufgezeigt. Im Arbeitsablauf sollte

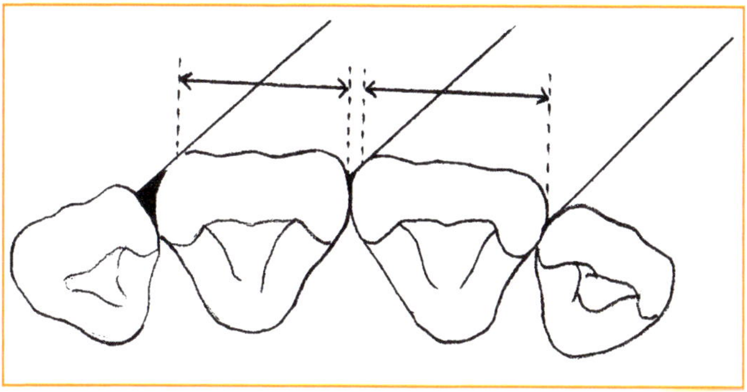

Abb. 18
Durch die einseitige Beleuchtung der Interdentalräume ...

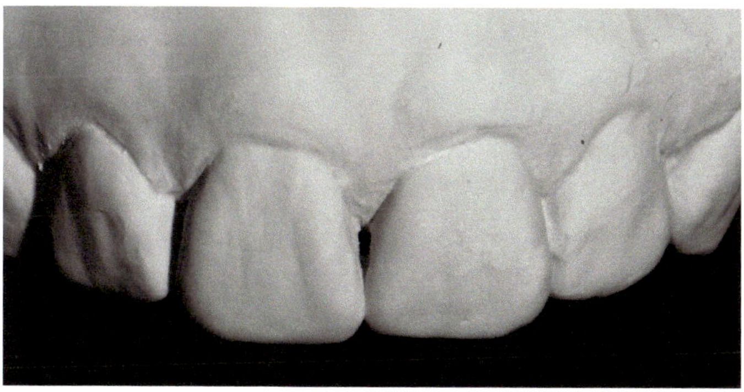

Abb. 19
... erscheinen auch hier die Kronen unterschiedlich breit

der Auszubildende mit der Modellation der mesialen Seite beginnen und diese abschließen, da die Breite des Zahnes, also der Abstand von mesialer und distaler Randleiste, von der Position der mesialen Randleiste abhängt.

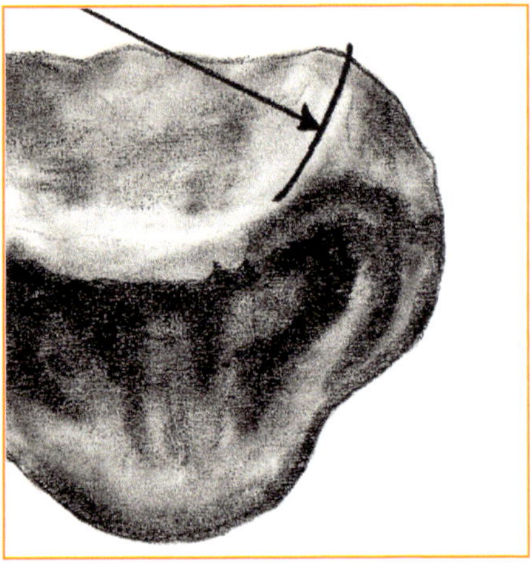

Abb. 20 Nicht nur auf die Leiste kommt es an, sondern vor allem auf den Übergang von frontal nach approximal

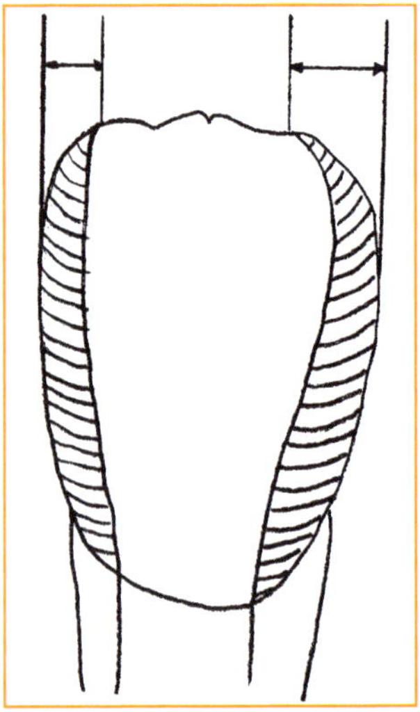

Abb. 21 Diese Bereiche sollten intensiv überprüft werden

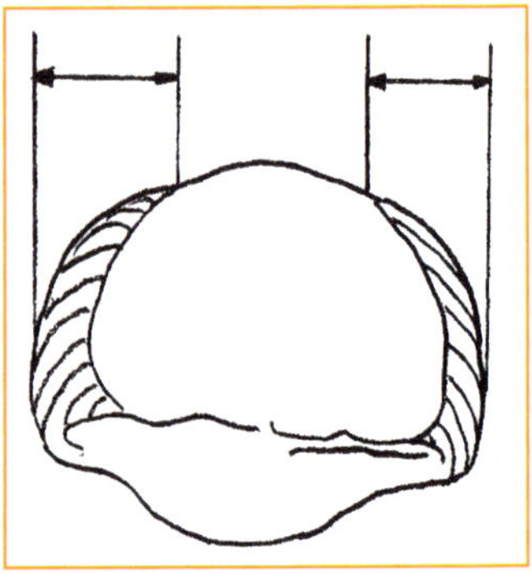

Abb. 22 Ansicht von okklusal

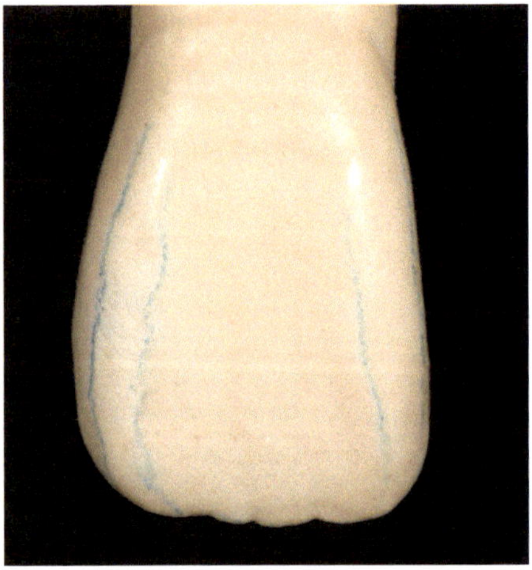

Abb. 23 Durch Anzeichnen des Bereichs hat man mehr Anhaltspunkte

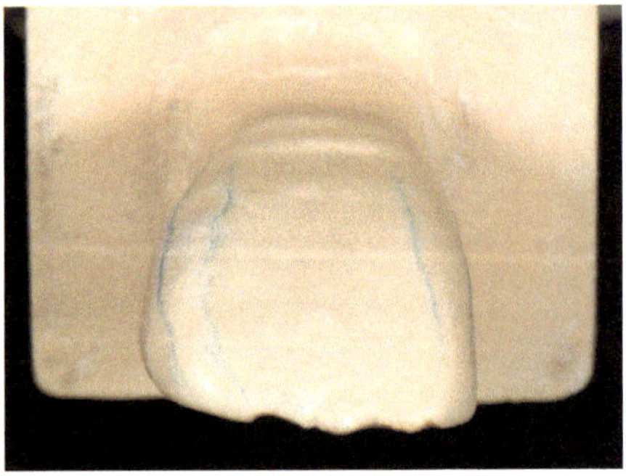

Abb. 24 Ansicht von okklusal

Krümmungsmerkmal

Des weiteren besitzen Frontzähne ein Krümmungsmerkmal. Dies zeigt sich darin, dass bei inzisaler Betrachtung der mesiale Flächenanteil kleiner ist und eine stärkere Krümmung aufweist, als der distale. Teilt man die vestibuläre Fläche eines Frontzahnes in zwei Hälften, so ist diese Leiste oft nach mesial verschoben (Abb. 25). Auch dies dient als Orientierungshilfe bei der Modellation eines Frontzahnes. Dieses Merkmal steht in engem Zusammenhang zum Wurzelmerkmal und kann eigentlich nicht getrennt davon betrachtet werden.

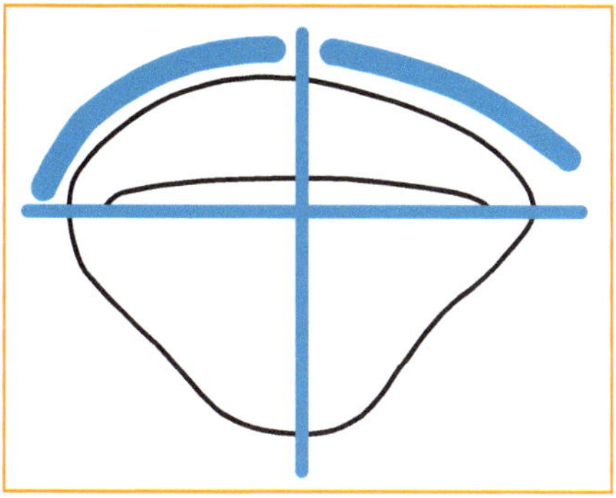

Abb.25 Krümmungsmerkmal

Wurzelmerkmal

Die Frontzähne als Ganzes, also mit ihrer Wurzel, wahrzunehmen, ist für die korrekte Positionierung der Kronen eine sinnvolle Hilfe. Die Zahnwurzel neigt sich bezogen auf die Längsachse nach distal (Abb. 26). Zwar ist die falsche Positionierung eines seitlichen Schneidezahnes kein Beinbruch, doch würden sich bei falschem Neigungswinkel der Kronen die Wurzeln überschneiden (Abb. 27). Folge: Der Zahnersatz wirkt unnatürlich.

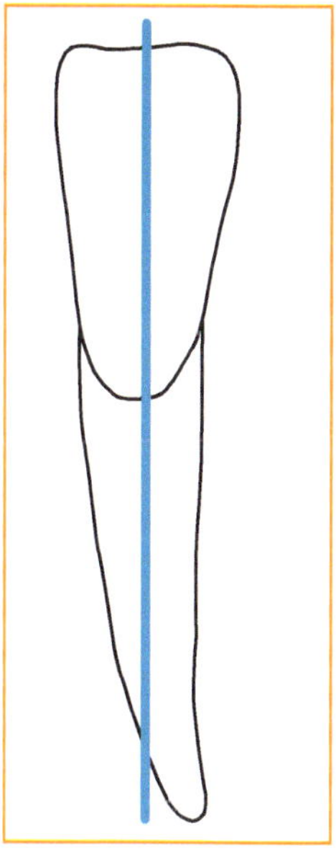

Abb. 26 Wurzelmerkmal

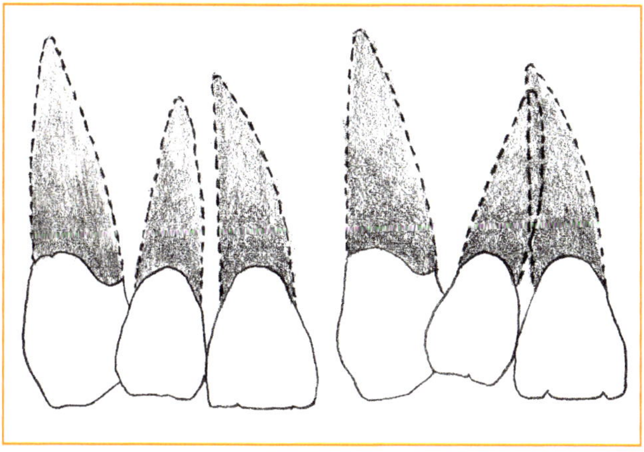

Abb. 27 Die fehlerhafte Stellung eines Zahnes muss auch unter natürlichen Verhältnissen denkbar sein

Torsion

Bei der Torsion geht es um die Verwindung der Zähne in Verlängerung zu ihrer Wurzel nach distal (Abb. 28 bis 30; siehe auch Kapitel 4, S. 50). Der Torsionseffekt ist nicht aus frontaler Sicht zu erkennen, sondern nur von inzisal. Wird er nicht berücksichtigt, wirkt die Krone wie eine flache Mauer. Nur wer die Zähne mit ihrer Wurzel wahrnimmt, kann dieses signifikante Merkmal berücksichtigen und ein optimales Ergebnis erzielen.

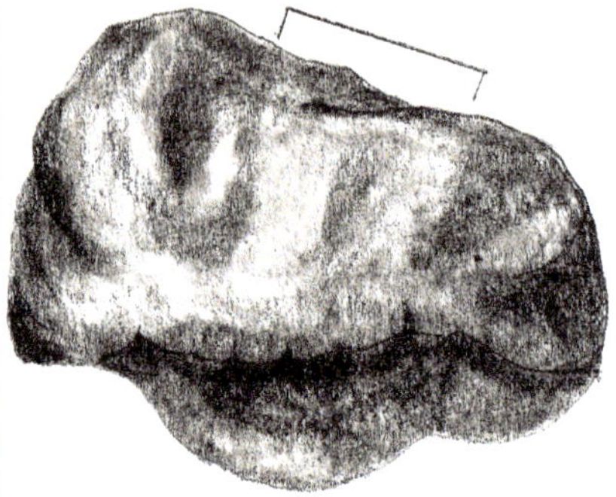

Abb. 28 Die Torsion – das Geheimnis der Zahnformen

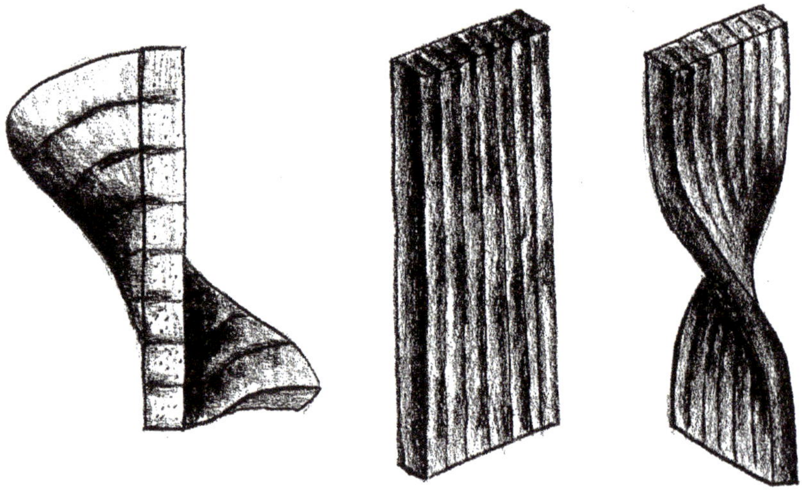

Abb. 29
Verdrehtes Brett verdreht, schematische Darstellung

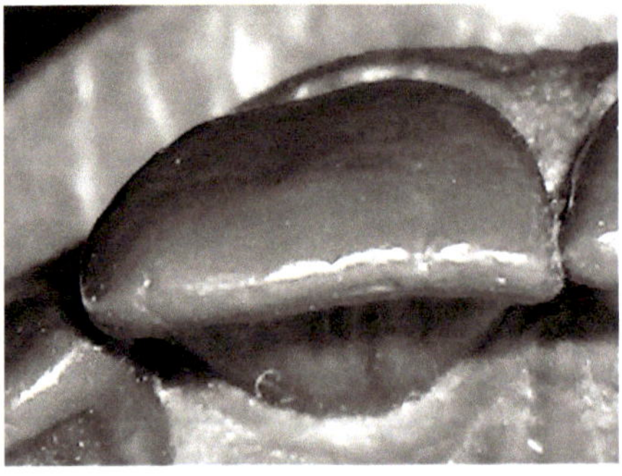

Abb. 30
Der Zahn verwindet sich nach distal entlang der Wurzel

Modellationsübungen

Um der ganzheitlichen Zahnform auf die Schliche zu kommen, ist es eine hilfreiche Übung, Zähne mit Wurzel herzustellen. Die Wahl des Materials ist dabei zweitrangig, am einfachsten ist es am Anfang aber mit Wachs (Abb. 31).

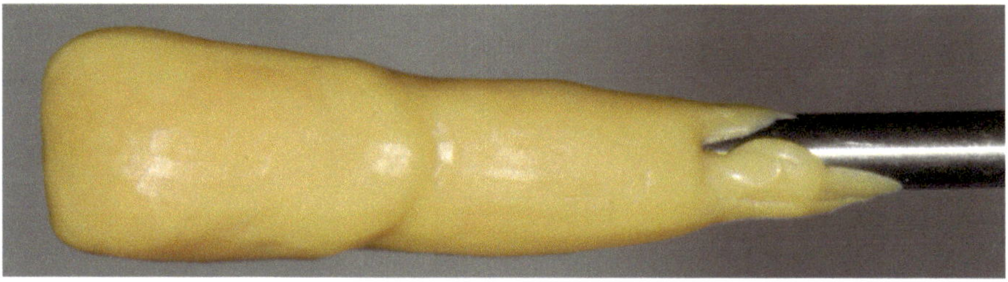

Abb. 31
Modellationsübung, um den Zahn mit Wurzel kennen zu lernen

Um die Stellung eines einzelnen Frontzahnes richtig wahrzunehmen, muss man zuerst einmal das Zusammenwirken der Frontzähne im Kiefer begreifen. Dazu kann man bei Modellen von

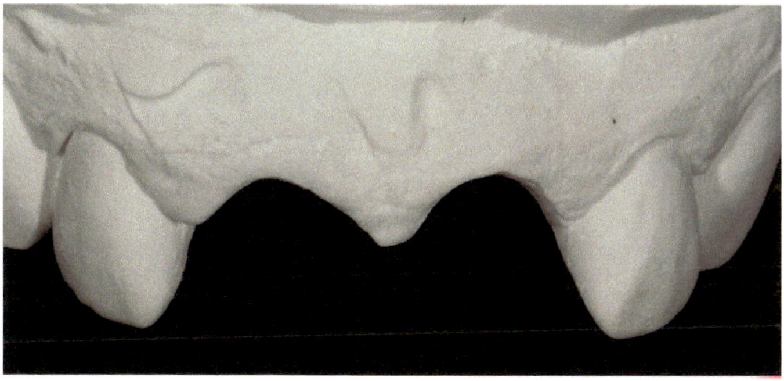

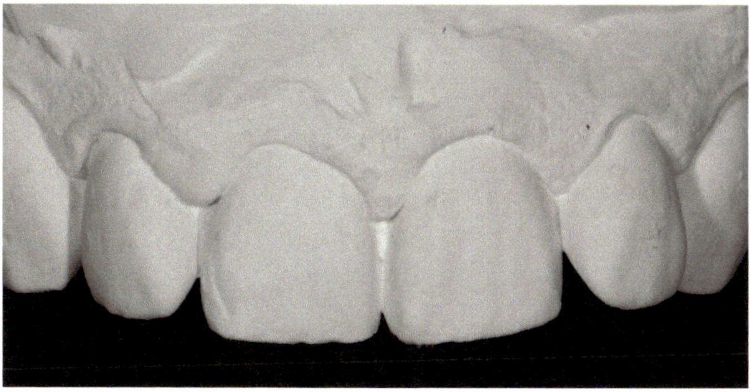

Abb. 32 und 33
Frontansicht mit 1er und ohne 1er. So kann man sein Formgefühl trainieren und überprüfen.

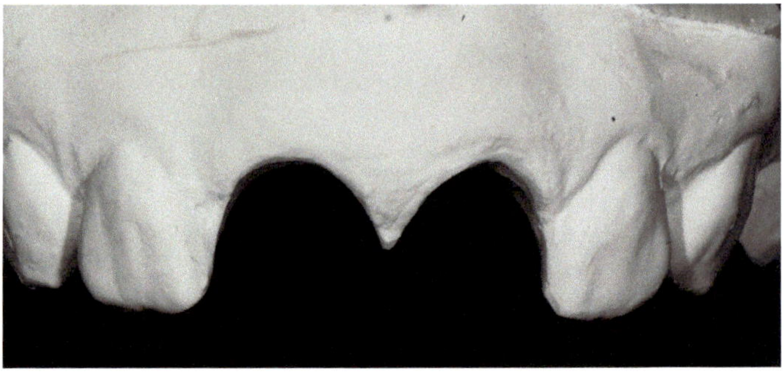

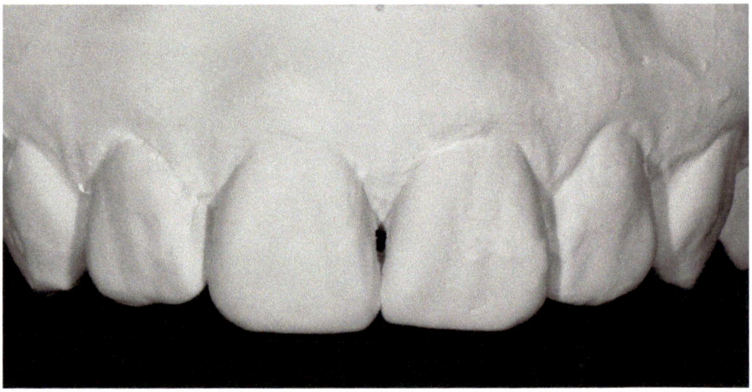

Abb. 34 und 35
Frontansicht mit 1er und ohne 1er. So kann man sein Formgefühl trainieren und überprüfen

natürlichen Frontzähnen die 1er radieren und ein Wax-up anfertigen. Verglichen mit der noch vorhandenen Originalsituation zeigt sich, wie weit das Wax-up der vorherigen Zahnstellung entspricht (Abb. 32 bis 35).

Fazit

Frontzähne herzustellen erfordert nicht nur ein breites Wissen über Zahnformen, sondern zusätzlich auch noch umfangreiche Zusammenarbeit mit Zahnarzt und Patient, da die individuellen Anforderungen diskutiert und definiert werden müssen. Eine spannende Herausforderung und ein langer Weg, mit der man schon während der Ausbildung beginnen sollte.

Mein Dank geht an:

Die GÄF-Zahntechnik für die Unterstützung zu diesem Projekt, an Ztm. Wolfgang Weisser fürs Fotografieren, an Karin Brandl, fürs Korrekturlesen, an Vincent Schmid, für die Karikaturen, an die Firma Wekemann Kommunikation für die Gestaltung der Grafiken, an Leonie Brenner, für die Anfertigung der Skizzen und an die Patienten, die sich für dieses Buch fotografieren ließen.

Literaturverzeichnis:

Weisser, W.: Trouble Shooting, Verlag Neuer Merkur, München (2001)

Henke, K.-P.: Zahnformen sehen und begreifen, dl 11/2000

Lotzmann, U.: Die Prinzipien der Okklusion, Verlag Neuer Merkur, München (1998)

Gühring, W.; Barth, J.: Anatomie, Verlag Neuer Merkur, München (1992)

Vitzthum, C.: Zahntechnische Wachse, dl 1/2000

Schulz, H. H.: Modellation und Anatomie der Zahnkrone, Verlag Neuer Merkur, München (1997)

Caesar, H. H.; Ernst, S.: Nichtmetalle in der Zahntechnik, Verlag Neuer Merkur, München (1993)

Uebe, H.-D.: Handbuch des Kronen- und Brückenersatzes, Verlag Neuer Merkur, München (1996)

Senger; Kleiner; Smith; Roberts: Fieldbook zur fünften Disziplin, Klett-Cotta (1996)

Spitzer, Prof. Dr. Dr. M.: Lernen, Spektrum Akademischer Verlag (2002)

Seubert, G.: Basiswissen zur naturgemäßen Aufwachstechnik, Verlag Neuer Merkur, München (1995)

Kataoka, S., Nishimura, Y.: Natürliche Morphologie. Form und Gestaltung keramischer Restaurationen, Quintessenz Verlag, Berlin (2002)

Yamamoto, M., Miyoshi, Y., Kataoka, S.: Grundlagen der Ästhetik. Quintessenz Verlag, Berlin (1991)

Schmitz, R., Quintessenz 2/1998

Skript zur Aufwachstechnik von Ztm. Semsch

Skript zur Aufwachstechnik von Ztm. Polz

Skript zur Aufwachstechnik von Ztm. Peters

Kleines Fachwörterbuch

Adhäsion	Anziehung
Ästethik	Lehre von den Gesetzen und Grundlagen des Schönen
AIV-Konzept	Arbeitskonzept zur Optimierung des Lernprozesses: Ausdauer, Intensität, Vielfalt
Analyse	Zergliederung eines Ganzen in seine Teile, genaue Untersuchungen seiner Einzelteile
anatomische Strukturen	struktureller Aufbau von Lebewesen, hier: Aufbau der Zähne
Anomalie	Abweichung von der Regel, auch: Fehlstellung
Antagonist	Gegenspieler, hier Zahn im Gegenkiefer
approximal	zu den Nachbarzähnen hin
Approximaler Interdentalausschnitt	Der Bereich zwischen den Zähnen, der den Übergang zu den Nachbarzähnen beschreibt
Approximalkontakte	Kontakte zu den Nachbarzähnen hin
Approximalräume	Der Raum, der sich zwischen Nachbarzähnen ergibt
Betrachtungsperspektive, -winkel	Blickwinkel, Darstellung eines räumlichen Gegenstands auf einer ebenen Bildfläche mit räumlicher Wirkung
Bisswall	Wachswall zur Bestimmung der Lage der Kiefer zueinander
Brücke	Zahnersatz für mehr als zwei zu ersetzende Zähnen
bukkal	zur Wange hin
Bunsenbrenner	Gasbrenner
Christensen'sches Phänomen	Erscheinung eines dorsalen Auseinanderklaffens der Bisswälle bei Vorschubbewegung des Unterkiefers mit Frontkontakt
Detail	Einzelheit
Dialog	Zwiegespräch
Diastema	Lücke zwischen den Einsern im OK
Diskrepanz	Widerspruch
distal	zum Mundbogenende hin
dorsal	zum Rücken hin
Dynamik	hier: Schwung und Lebendigkeit von Zahnformen
effektiv	wirksam
effizient	wirkungsvoll
Eins zu eins Modellation	Reproduktion eines vorhandenen Originals
elektrisches Wachsmesser	selbsterhitzende Sonde zum Auftragen von Wachs
Expansion	Ausdehnung
Fehleranalyse	kritisches Aufarbeiten des Arbeitsergebnisses
filigran	sehr fein gearbeitet, sehr feine Formen aufweisend
Fissur	Furche, Einschnitt
Fissurenkratzer	spitz auslaufendes Modellierinstrument
Front	Vorderseite, hier: die Schneidezähne
Frontzahn	Schneidezahn, Zahn im Bereich von Eckzahn zu Eckzahn, also von 3 nach 3
Frontzahnkronen	Kronen im Bereich von Eckzahn zu Eckzahn, also von 3 nach 3
Frustration	Enttäuschung
Funktion, Funktionalität	Wirksamkeit, Zweckmäßigkeit
Gecko-Wachs	spezielles Modellierwachs der Firma Bredent
Gelenkgrube	Teil des Schädels (Oberkiefer), in den der Gelenkkopf des Unterkiefers hineinragt

Gelenkkopf	Knochenvorsprung, Teil des Unterkiefers, welcher in die Gelenkgrube hineinragt
Gnathologie	Lehre von der Kaubewegung des Kiefers
imaginäre Gipfel	in der Vorstellung vorhandene Gipfel
intensiv	eindringlich, gründlich
Interims	provisorische Versorgung mit einer Teilprothese
Inzisalkante	Schneidekante
Inzisalpunkt	die Stelle, wo sich die Schneidekanten der unteren mittleren Schneidezähne mesial berühren
Isolation	Zwischenschaltung einer Schicht zur Verhinderung des Verbindens zweier Stoffe
Karies	Zahnfäule, chemisch-parasitärer Prozess
Kaufläche	dem Gegenkiefer zugewandte Fläche des Zahnes
Keramikkrone	künstliche Zahnkrone aus dem Werkstoff Keramik, siehe auch: Zahnkrone
konkav	nach innen gewölbt
konvex	nach außen gewölbt
Konzentration	höchste Aufmerksamkeit auf eine bestimmte Sache
Krone	siehe: Zahnkrone
Krümmungsmerkmal	Merkmal, welches die anatomischen Eigenschaften eines Zahns in Bezug auf seine Krümmung beschreibt
labial	zur Lippe hin
Le Cron	Modellierinstrument
Medianlinie	Linie, die den Kiefer in zwei Quadranten teilt
Meistermodell	Modell aus Superhartgips, auf dem eine zahntechnische Arbeit angefertigt wird
mesial	zur Mitte hin
Modellierbarkeit	Wachs mit vortelhaften Eigenschaften zum Modellieren
Molar	große Backenzähne
naturgetreues Aufwachsen	Technik zum Modellieren von Zähnen nach dem Vorbild der Natur
Oberflächenspannungen	von Molekularkräften verursachte Erscheinung; bewirkt, dass die Oberfläche von Wachs minimal ist
okklusal	zur Kaufläche hin
opakes Wachs	Wachs, welches sowohl in flüssigem wie in festem Zustand nicht transparent (durchscheinend) ist
optische Täuschung	den objektiven Gegebenheiten widersprechende Gesichtswahrnehmung
oral	zur Mundhöhle hin
palatinal	zum Gaumen hin
Parabel	geometrische Form
Perlverhalten	physikalische Eigenschaft von Wachs; perlt beim Erkalten aufgrund der Oberflächenspannung
Perspektive	bestimmter Blickwinkel
physikalische Grenzen	Das Material betreffende Grenzen, welche durch die physikalische Eigneschaft des Stoffs bestimmt wird
Planungsmodell	Modell, auf dem die Arbeit in Form eines Wax-ups geplant wird
Plaque	auf der Zahnoberfläche angelagerter, weiß-gelblicher, schmieriger und gut haftender Belag
plastische Verarbeitung	Verarbeitung eines Feststoffs mit bleibender Gestaltänderung

Plastizität	Verformbarkeit eines Feststoffs mit bleibender Gestaltänderung
Prämisse	Voraussetzung
Prämolar	kleiner Backenzahn (4er und 5er)
Präparationsgrenze	Übergang am Zahnstumpf von der zu überkronenden Stelle zur Zahnwurzel
Praxisrelevanz	in der Praxis verwendbar, tauglich
Presskeramik	Verfahren, bei dem Keramik nicht geschichtet, sondern in die Muffel gepresst wird
Priorität	Wichtigkeit einer bestimmten Sache
Protrusion	Bewegung des Unterkiefers nach vorne
Quadrant	Bezeichnung für eine Kieferhälfte. Es gibt vier Quadranten. Im Uhrzeigersinn nummeriert, beginnend rechts oben aus Sicht des Patienten
quadratisch	Rechteck mit vier gleich langen Seiten
Randleisten	mesiale und distale Höckerabhänge gehen im approximalen Bereich in wulstartige Leisten über. Sie begrenzen die Kaufläche und dienen als okklusale Stopps
Randspalt	Spalt an der Präperationsgrenze zwischen Krone und Stumpf, an dem sie sekundär Karies bilden kann
reduzieren	einschränken bzw. verkleinern, hier: Betrachtung ausschließlich eines Teilbereichs und nicht eines ganzen Objekts
Relief	Geländeoberfläche; hier: Kauflächen, bezogen auf ihre unterschiedlich hohe und tiefe Höcker
Reproduktion	Wiedergabe, Vervielfältigung
Restzahn	Der Teil des Zahnes, der nach der Präparation noch vorhanden ist
Restzahnbestand	gemeint ist der komplette Zahnbestand, der in der Mundhöhle vorhanden ist
reversibel	wieder verwendbar
Ruscher-Wachs	spezielles Modellierwachs der Firma Ruscher
sagittal	parallel zur Mittelachse
sagittale Kompensationskurve	Speekurve; Kompensiert das Auseinanderklaffen der großen Backenzähne bei der Vorschubbewegung
Schichtung	Schichtmuster zur Erstellung von Keramikzähnen; Beschreibt den Aufbau der Massen
Schieblehre	Werkzeug zur Ermittlung des Abstandes zweier Punkte
Schmelzbereich	Der Teil des Zahns, der von Zahnschmelz überzogen ist
Schrumpfung	Physikalische Eigenschaft von Wachs; zieht sich nach dem Erkalten zusammen
Segmente	Teile eines Ganzen
Segmentmodellation	Modellation eines Teils eines Zahns
Seitenzähne	alle Zähne, die nach distal von den Eckzähnen (3er) stehen
Silberpuder	Puder zum Sichtbarmachen der anatomischen Strukturen
Sonde	Modellierinstrument
Spannungen	hier: durch unterschiedliche Temperaturen erzeugte Spannungen in einem Stoff
Spannungseinflüsse	Einflüsse, die das Spannungsverhalten des Stoffes verändern
Spee'sche Kurve	siehe sagittale Kompansationskurve
Spezialwachse	Modellierwachse mit speziellen Eigenschaften, die Verarbeitung und die physikalischen Eigenschaften betreffend

sphärisch	kugelförmig; Besonderheit von approximalen Kontakte, die sich durch Abrasion zu einer runden Form ausprägen
Stechzirkel	Messinstrument
Step by Step	Schritt für Schritt; Erklärung, die jeden einzelnen Arbeitsschritt dokumentiert
Stumpf	Zu überkronender Teil des Zahns
symmetrisch	Zerlegbarkeit einer Figur in zwei spiegelsymmetrische Teile
systematisieren	nach einem bestimmten Muster gegliedert
tiefer Biss	Deckbiss, wenn die Zähne des OK die des UK um mehr als 3 mm überragen
Torsion	Verwindung des Zahnes nach distal in Verlängerung zur Zahnwurzel
transparentes Wachs	Wachs, welches sowohl in flüssigem wie in festem Zustand transparent (durchscheinend) ist
transversale Kompensationskurve	Wilsonkurve; Beschriebt einen gedachten Bogen durch die Verbindung der vestibulären und oralen Höcker des gleichnamigen Zahnes in einem Kiefer
Veneers	Keramikschalen, die auf präparierten Frontzähnen aufgeklebt werden
vertikal	senkrecht
vestibulär	zum Mundvorhof hin
visuelle Unterstützung	zum besseren Erkennen der Oberfläche
vollbezahnt	Kiefer mit komplettem, natürlichem Zahnbestand
Wachskontraktionstest	Test, um die Kontraktionsstärke zu definieren
Wahrnehmung	subjektives Empfinden eines Eindrucks
Wax up	Modellation zur Planung einer Arbeit
Werkstoff	Materialien mit technisch nutzbaren Eigenschaften
Wilson Kurve	siehe transversale Kompansationskurve
Wülste	zum Zentrum der Kaufläche hin breiter werdende Höckerabhänge
Wurzelmerkmal	Merkmal, welches die anatomischen Eigenschaften eines Zahns in Bezug auf den Verlauf der Wurzel zur Zahnachse beschreibt
Zahnersatz	Ersatz des natürliche Zahns durch künstliche Zähne
Zahnform	anatomische Form des natürlichen Zahns
Zahnhals	Trennung zwischen Zahnwurzel und Zahnkrone
Zahnkrone, künstliche	Ersatz der natürlichen Zahnkrone
Zahnkrone, natürliche	sichtbarer Teil des Zahns, vom Zahnschmelz überzogen und teilweise von Zahnfleisch bedeckt
Zahnwurzel	Teil des Zahns, der im Zahnhalteapparat befestigt ist